Thomas Gautier

Sleeve Gastrectomy

Thomas Gautier

Sleeve Gastrectomy

Résultats chirurgicaux

Presses Académiques Francophones

Impressum / Mentions légales
Bibliografische Information der Deutschen Nationalbibliothek: Die Deutsche Nationalbibliothek verzeichnet diese Publikation in der Deutschen Nationalbibliografie; detaillierte bibliografische Daten sind im Internet über http://dnb.d-nb.de abrufbar.
Alle in diesem Buch genannten Marken und Produktnamen unterliegen warenzeichen-, marken- oder patentrechtlichem Schutz bzw. sind Warenzeichen oder eingetragene Warenzeichen der jeweiligen Inhaber. Die Wiedergabe von Marken, Produktnamen, Gebrauchsnamen, Handelsnamen, Warenbezeichnungen u.s.w. in diesem Werk berechtigt auch ohne besondere Kennzeichnung nicht zu der Annahme, dass solche Namen im Sinne der Warenzeichen- und Markenschutzgesetzgebung als frei zu betrachten wären und daher von jedermann benutzt werden dürften.

Information bibliographique publiée par la Deutsche Nationalbibliothek: La Deutsche Nationalbibliothek inscrit cette publication à la Deutsche Nationalbibliografie; des données bibliographiques détaillées sont disponibles sur internet à l'adresse http://dnb.d-nb.de.
Toutes marques et noms de produits mentionnés dans ce livre demeurent sous la protection des marques, des marques déposées et des brevets, et sont des marques ou des marques déposées de leurs détenteurs respectifs. L'utilisation des marques, noms de produits, noms communs, noms commerciaux, descriptions de produits, etc, même sans qu'ils soient mentionnés de façon particulière dans ce livre ne signifie en aucune façon que ces noms peuvent être utilisés sans restriction à l'égard de la législation pour la protection des marques et des marques déposées et pourraient donc être utilisés par quiconque.

Coverbild / Photo de couverture: www.ingimage.com

Verlag / Editeur:
Presses Académiques Francophones
ist ein Imprint der / est une marque déposée de
OmniScriptum GmbH & Co. KG
Heinrich-Böcking-Str. 6-8, 66121 Saarbrücken, Deutschland / Allemagne
Email: info@presses-academiques.com

Herstellung: siehe letzte Seite /
Impression: voir la dernière page
ISBN: 978-3-8381-4668-3

Zugl. / Agréé par: Caen, Université de Basse-Normandie, 2010

TABLE DES MATIERES

1. INTRODUCTION

1.1. EPIDEMIOLOGIE ET DEFINITIONS

En novembre 2009, le quotidien Le Monde titre : « Face à l'obésité, il est urgent de passer aux actes » traduisant la volonté des pouvoirs publics d'enrayer la dite « épidémie » d'obésité touchant les pays industrialisés. Le programme national nutrition santé en France mais aussi, sur le plan international, la conférence ministérielle de l'OMS en 2006 en sont des illustrations.

De fait, l'obésité ne cesse de croître dans les pays industrialisés avec en tête les Etats-Unis qui comptent 30% de personnes obèses au sein de la population [1]. L'obésité se définit par l'indice de masse corporelle (IMC ou BMI pour les anglo-saxons) supérieur ou égal à 30 kg/m² (Annexe 1). L'enquête française ObEpi 5ème Edition, menée par l'INSERM et les laboratoires Roche® [2] tous les 3 ans, objective une augmentation régulière de la prévalence de l'obésité en France: 14,5% en 2009, 13,1% en 2006, de 11,9% en 2003, de 10,1% en 2000 et de 8,5% en 1997. En d'autres termes, cela représente environ 6,5 millions de personnes. Cette augmentation est significative. La région Basse-Normandie n'y échappe pas et les chiffres sont comparables au reste de la population française.

Le problème de santé publique engendré par l'obésité est lié à ses complications : hypertension artérielle, augmentation de l'insulino-résistance et diabète, syndrome d'apnées du sommeil, dyslipidémies, stéato-hépatite, sédentarité et troubles musculo-squelettiques.

L'obésité et ses complications sont clairement associées à une diminution de l'espérance de vie [3-5] par une augmentation du risque cardio-vasculaire global (risque relatif de 3) [6]. Aucun régime ni aucune thérapie médicamenteuse n'est actuellement efficace à long terme dans le traitement de l'obésité. L'essai suédois SOS (*swedish obese patients*) montre que la chirurgie reste à l'heure actuelle le seul traitement efficace pour augmenter la survie [7, 8], mais aussi améliorer la qualité de vie [9] et diminuer le risque de cancer chez la femme obèse [10].

1.2. CHIRURGIE BARIATRIQUE : GENERALITES

La prise en charge des sujets obèses s'inscrit dans un cadre pluridisciplinaire. Nutritionnistes et diététiciens, psychiatres et psychologues, endocrinologues et chirurgiens sont les praticiens les plus impliqués. Les autres spécialités comme les cardiologues, les pneumologues et les rhumatologues sont davantage confrontés aux complications de l'obésité.

La chirurgie de l'obésité ou « bariatrique » (du grec *baros = poids, pesanteur*) continue son essor en ce début du XXIème siècle. Décrites mais anecdotiques dès les années 50 [11], les techniques restrictives ou malabsorptives répondent désormais à une demande « grossissante » d'une population qui elle-même « grossit » depuis plus de 15 ans. Les pionniers en la matière sont les chirurgiens nord-américains.

Les conditions nécessaires et le parcours préalable (Annexe 2) pour être candidat à la chirurgie de l'obésité sont entérinés par les recommandations de bonnes pratiques de la Haute autorité de santé (HAS) de janvier 2009 [12] :

- IMC ≥ 40 kg/m2 ou IMC ≥ 35 kg/m2 avec au moins une co-morbidité susceptible d'être améliorée après la chirurgie (HTA, syndrome d'apnées du sommeil (SAS), diabète de type 2, maladies ostéo-articulaires invalidantes, stéato-hépatite non alcoolique, etc.).
- Échec d'un traitement médical, nutritionnel, diététique et psychothérapeutique bien conduit pendant 6 à 12 mois (absence de perte de poids suffisante ou absence de maintien de la perte de poids).
- Patient bien informé au préalable (brochure d'information pour les patients disponible sur le site de la HAS).
- Évaluation et prise en charge préopératoires pluridisciplinaires pendant plusieurs mois.
- Nécessité comprise et acceptée par le patient d'un suivi chirurgical et médical la vie durant.
- Risque opératoire acceptable.

L'indication opératoire est validée en réunion de concertation pluridisciplinaire. Quant au choix de la technique, le patient est le décisionnaire final, en l'absence de contre-indication technique ou anesthésique et après une information la plus complète possible sur les différentes techniques.

1.3. DIFFERENTES TECHNIQUES

Les techniques les plus utilisées à l'heure actuelle sont le *by-pass* gastrique (ou court-circuit gastrique) et le *switch* duodénal (ou dérivation bilio-pancréatique) pour les techniques malabsorptives, et l'anneau gastrique et la *sleeve gastrectomy* (ou gastrectomie longitudinale ou « en manchon ») pour les techniques restrictives pures. Actuellement au CHU de Caen, il n'est pas réalisé de *switch* duodénal ; les autres techniques font parties de notre arsenal chirurgical. Le développement de la cœlioscopie et l'expérience grandissante des chirurgiens ont permis de diminuer la morbi-mortalité [13] de ces interventions qui était intolérable pour une chirurgie non cancérologique.

1.3.1. ANNEAU PERI-GASTRIQUE AJUSTABLE

L'anneau gastrique ajustable est une intervention restrictive qui a connu ses heures de gloire dans les années 90 et début 2000 de par sa simplicité et son aspect réversible (Annexe 3). Cependant, les résultats sont apparus décevants avec au mieux 40% de perte d'excès de poids en plafond à 5 ans et un taux de réintervention de 40% à 6 ans [13, 14] pour échec ou pour les complications tardives que sont le glissement ou la migration intra-gastrique de l'anneau. Un nombre croissant de patients porteurs d'anneaux reviennent aujourd'hui pour une « 2ème manche » chirurgicale sous la forme d'une *sleeve gastrectomy* ou d'un *by-pass* gastrique. Néanmoins , il s'agit toujours de l'intervention de chirurgie bariatrique la plus pratiquée en France, environ 80% en 2008 [15].

1.3.2. *BY-PASS* GASTRIQUE

Le *by-pass* gastrique est une technique à la fois restrictive et malabsorptive ; elle est la plus pratiquée aux Etats-Unis (80%) [13] et connait un essor en Europe depuis quelques années [15]. La confection d'une poche gastrique d'environ 20 ml constitue la part restrictive. La part malabsorptive réside dans la réalisation d'un montage en Y permettant un court-circuit de l'autre partie de l'estomac et du grêle proximal (Annexe 4). C'est la technique la plus efficace en terme de résultats pondéraux (68 à 83% de perte d'excès de poids [14]) et d'amélioration des comorbidités et donc de diminution de la mortalité [7, 8, 16]. Grâce à un recul de plus de 20 ans, on sait que les résultats se maintiennent sur le long terme [7, 8]. Cependant, cette intervention est réputée être plus morbide avec un taux de réintervention allant de 2 à 20% [13] selon les séries. Il s'agit d'une intervention en théorie réversible.

1.3.3. *SLEEVE GASTRECTOMY*

Décrite initialement comme 1er temps opératoire du *switch* duodénal, la *sleeve gastrectomy* (ou gastrectomie longitudinale ou « en manchon ») est devenue une intervention à part entière depuis le début des années 2000 [17-19]. Il s'agit d'une intervention purement restrictive. L'objectif initial était de diminuer le risque opératoire du *by-pass* gastrique ou du *switch* duodénal chez les patients ayant un IMC ≥ 50 kg/m² et/ou de nombreuses comorbidités. Compte tenu de bons résultats à court terme [17, 19], la technique s'est répandue comme une technique à part entière et fait désormais partie de l'arsenal chirurgical de la plupart des équipes de chirurgie bariatrique. Cette intervention n'est pas réversible mais permet une « 2ème manche » chirurgicale en cas de résultats non satisfaisants ou d'inconfort digestif [14].

Cette intervention nouvelle a fait l'objet de 2 consensus internationaux [20, 21] ainsi que d'un rapport d'évaluation technologique de l'HAS en Février 2008 [22] codifiant les indications. Les séries publiées actuellement ont un recul moins important que les autres techniques mais les résultats restent encourageants.

2. PATIENTS ET METHODES

2.1. SELECTION DES PATIENTS

Tous les patients candidats à une chirurgie de l'obésité puis opérés sont entrés dans une base de données spécifiquement dédiée, créée en 2005 et qui est **maintenue à jour de façon prospective**. Nous avons analysé les données de **80 patients** consécutifs qui ont eu une *sleeve gastrectomy* cœlioscopique entre Juin 2005 et Décembre 2009. Les **données initiales** recueillies comprennent l'âge, le sexe, le poids maximal atteint, l'IMC, le score ASA (*American society of Anesthesiologists*), les comorbidités, les antécédents médicaux notables et notamment de chirurgie sus-mésocolique, les données opératoires, la durée de séjour et les complications post-opératoires. **Lors du suivi**, le poids, la perte d'excès de poids, la réduction des comorbidités et les effets secondaires ont été compilés.

2.2. PRE-REQUIS A LA CHIRURGIE DE L'OBESITE

Dès le début de l'expérience, les patients devaient avoir un suivi de près d'un an avant d'envisager une chirurgie. Le chirurgien a le rôle central durant ce parcours. Il rencontre chaque patient 2 à 4 fois avant la date de l'intervention. Les patients sont adressés par différents correspondants en fonction de leur parcours antérieur ; les correspondants habituels sont les médecins nutritionnistes mais la filière de la gastro-entérologie et de l'endocrinologie hospitalière ou de ville est également active. Certains médecins généralistes de la région ont également intégré le réseau de soins. Le domaine associatif avec le Réseau Obésité Calvados (ROC) permet l'orientation des patients pour une prise en charge initiale ou un suivi. Ce parcours est à ce jour entériné par les recommandations de la Haute Autorité de Santé de Janvier 2009 [12] (**Annexe 2**).

2.2.1. EVALUATION MEDICO-CHIRURGICALE

Elle a pour but de confirmer la motivation du patient et la recherche de contre-indication opératoire.

La prise en charge par le médecin **nutritionniste** en association avec les diététiciens doit amener le patient à adhérer à un programme d'éducation thérapeutique dans la période préopératoire. Celui-ci comprend des règles diététiques et la reprise d'une activité physique régulière. Le but est de faire perdurer ce programme en postopératoire. L'incapacité du patient à se conformer à participer à un suivi médical sa vie durant constitue une contre-indication à la chirurgie.

Une **évaluation psychologique et/ou psychiatrique** est également recommandée notamment pour le dépistage et la prise en charge d'un trouble du comportement alimentaire qui constitue une contre-indication à une chirurgie de l'obésité. La dépendance à l'alcool ou à une autre substance en est une également.

Un bilan et une prise en charge spécifique des **comorbidités** est nécessaire en préopératoire. Un diabète doit être équilibré au mieux. Le dépistage et l'appareillage éventuel d'un syndrome d'apnées du sommeil est fondamental pour limiter le risque de défaillance respiratoire postopératoire.

Une **endoscopie** oeso-gastro-duodénale à la recherche de pathologie ulcéreuse ou néoplasique doit également être pratiquée. En cas de positivité à l'*Helicobacter Pylori*, il devra être éradiqué avant l'intervention. La découverte d'un endo-brachy-œsophage est une contre-indication à la *sleeve gastrectomy*.

Le **transit oeso-gastro-duodénal** pré-opératoire permet de dépister une hernie hiatale ou un reflux qui pourrait changer la stratégie opératoire. Le reflux est une contre-indication relative à la *sleeve gastrectomy*.

L'**échographie abdominale** est un examen de débrouillage en pré-opératoire pour étudier la morphologie hépatique, recherche une lithiase vésiculaire et ne pas méconnaître une pathologie intra-abdominale (lésion hépatique ou pancréatique).

Le **dépistage de carences** nutritionnelles doit être réalisé afin de pouvoir les corriger en pré-opératoire. Un sujet obèse peut avoir une dénutrition, qui constitue un facteur de risque de complication post-opératoire.

Les dossiers sont discutés en **réunion de concertation pluridisciplinaire** au moins une fois pour valider une indication opératoire ou, au contraire, pour la récuser au terme du suivi et de l'évaluation médico-psychologique.

2.2.2. L'INFORMATION AU PATIENT

C'est le point fondamental pendant toute la période préopératoire. Les recommandations de l'HAS sont claires [12] :

« L'information doit porter principalement sur :

- Les différentes techniques chirurgicales : leur principe, leurs bénéfices respectifs, leurs risques et inconvénients respectifs, les limites de la chirurgie ;
- La nécessité d'une modification du comportement alimentaire et du mode de vie avant et après l'intervention ;
- La nécessité d'un suivi médico-chirurgical la vie durant et les conséquences potentiellement graves de l'absence de suivi ;
- La possibilité de recours à la chirurgie réparatrice après la chirurgie bariatrique.

Il est nécessaire de s'assurer que le patient ait bien compris cette information. »

Le chirurgien peut s'aider de différentes documentations et croquis. Un certain nombre de documents destinés aux patients sont disponibles sur internet via les sites de l'HAS ou des sociétés savantes concernées par la chirurgie bariatrique, notamment la SOFFCO (francophone) et l'IFSO (internationale) mais aussi de certains centres experts (*Brussels weight loss center* par exemple)

2.3. INDICATIONS OPERATOIRES

Les indications opératoires de la *sleeve gastrectomy* se sont élargies au fur et à mesure de la parution des séries. Après 2 consensus internationaux [20, 21] et pour la France une publication de l'HAS en février 2008 [22], il est retenu comme indication :

- les patients super-super-obèses ayant un IMC supérieur à 60 kg/m², comme premier temps d'une chirurgie en deux temps;

- les patients super-obèses ayant un IMC supérieur à 50 kg/m², avec des comorbidités menaçant la sécurité du geste opératoire (pour un *by-pass* gastrique par exemple), comme premier temps d'une chirurgie en deux temps;

- les patients obèses ayant un IMC inférieur à 50 kg/m² et éligibles pour une chirurgie de l'obésité en un temps selon les recommandations internationales, particulièrement mais non exclusivement chez les patients refusant la mise en place d'un corps étranger et la réalisation d'un court-circuit gastrique;

- les patients devant être réopérés pour échec ou complication d'une gastroplastie par anneau.

Ces indications sont reprises dans les recommandations de bonne pratique de l'HAS sur la prise en charge de l'obésité chez l'adulte en janvier 2009 [12].

Le **profil alimentaire** du patient rentre aussi en ligne de compte. Pour la chirurgie restrictive, les patients dits « *binge-eater* », qui ingèrent une grande quantité d'aliments, sont susceptibles d'être les meilleurs répondeurs. Les patients « sweet-eater », qui consomment beaucoup d'aliments sucrés, auront un meilleur bénéfice avec une technique malabsorptive.

2.4. TECHNIQUE CHIRURGICALE (Annexe 6)

La technique est homogène pour tous les patients. Seule la marque de pince mécanique a pu changer d'une intervention à l'autre.

La prise en charge anesthésique du patient obèse est désormais bien codifiée. En début d'expérience, la pose d'un cathéter veineux central était d'indication large. Suite à des complications intrinsèques à ce geste chez des patients obèses, dont 2 graves, les indications se sont faites beaucoup plus rares et se limitent désormais à l'absence de voie périphérique convenable ou en cas de comorbidités majeures.

Toutes les interventions se sont déroulées par voie cœlioscopique sous anesthésie générale. Le patient est en position proclive, jambes écartées (*French position*). Le pneumopéritoine est créé à l'aiguille de Palmer après épreuve de sécurité selon les habitudes du service. L'insufflation du pneumopéritoine est menée de manière séquentielle jusqu'à 15 mmHg. Le premier trocart (optique) de 12 mm est placé, après manœuvres de sécurité, en sus-ombilical à un peu plus d'un travers de main en dessous de l'appendice xiphoïde. Les autres trocarts sont placés sous contrôle de la vue : - un de 12 mm en para-ombilical gauche, - un de 5 mm en sous-costal droit, - un de 5 mm en sous-costal gauche et – un de 5 mm dans l'angle costo-xiphoïdien. Une bonne exposition auto-statique est obtenue en passant une pince sous le lobe et qui s'agrippe ensuite au pilier gauche du diaphragme.

La libération de la grande courbure gastrique est réalisée à l'aide du Ligasure® (Tyco) de 10 mm. D'une part, le ligament gastro-colique est sectionné jusqu'à environ 6 cm du pylore et, d'autre part, les vaisseaux courts sont sectionnés jusqu'à l'angle de His et le pilier gauche.

Un tube de calibration de 36 French est introduit par l'équipe d'anesthésie. La section gastrique débute alors au niveau de l'antre le long du tube et en direction du pilier gauche du diaphragme. L'agrafage s'effectue à la pince mécanique soit à l'EndoGIA®60mm (Tyco) : 2 chargeurs « verts » puis chargeurs « bleus » soit à l'Echelon®60mm (Ethicon) : 2 chargeurs « verts » puis chargeurs « gold ». La pièce est abandonnée dans l'abdomen. La ligne d'agrafes est doublée par un surjet à visée hémostatique de fil nylon non résorbable de type Prolène®(Ethicon) numéro 1. Un test d'étanchéité avec 150 à 200 ml de bleu de méthylène est réalisé à ce stade.

L'extraction de la pièce se fait sans l'intermédiaire d'un sac par l'orifice de trocart de 12 mm para-ombilical gauche. L'hémostase notamment au niveau de la ligne d'agrafes est vérifiée soigneusement. Il est mis en place une lame multi-tubulée pour le drainage de la tranche de section gastrique et surtout pour la partie haute de la gastrectomie proche de la jonction oeso-gastrique, siège préférentiel des fistules. Elle est extériorisée par l'orifice de trocart de 12 mm para-ombilical gauche.

2.5. GESTION POST-OPERATOIRE

2.5.1. POST-OPERATOIRE IMMEDIAT

En début d'expérience, la prise en charge post-opératoire immédiate se déroulait en soins intensifs, réanimation ou service de soins post-interventionnels, pendant au moins 24 heures, en particulier pour les patients appareillés pour un syndrome d'apnées du sommeil. Avec l'expérience grandissante de l'équipe, les indications se sont faites plus rares.

2.5.2. PARAMETRES DE SURVEILLANCE POST-OPERATOIRE

La surveillance clinique est fondamentale. La température, la fréquence cardiaque, la fréquence respiratoire, la saturation en oxygène, l'état général et l'aspect du liquide de drainage sont autant d'éléments à prendre en compte pour dépister une éventuelle complication chirurgicale ou médicale. La plus grave est la fistule.

2.5.3. DEPISTAGE DES FISTULES ET REALIMENTATION

Dès le 1er jour postopératoire, le patient doit ingérer environ 20 ml de bleu de méthylène, il est à jeun par ailleurs. Ce test est répété tous les jours jusqu'au transit oeso-gastro-duodénal (TOGD) aux hydrosolubles qui est réalisé entre le 2ème et le 4ème jour postopératoire. En fonction des résultats, le patient est réalimenté ou non. La réalimentation est débutée progressivement, tout d'abord liquide puis rapidement mixé en fonction de la tolérance digestive. La lame de drainage est mobilisée dans le même temps.

Les patients sortent de l'hôpital, vers J5-6, une fois la lame retirée, la réalimentation effective et en l'absence de complication.

En cas de doute ou de fistule avérée sur TOGD, le patient est laissé à jeun avec un support nutritionnel par voie parentérale et l'examen est répété.

2.5.4. PREVENTION DE LA MALADIE THROMBO-EMBOLIQUE

La pathologie thrombo-embolique est la première cause de morbi-mortalité non-chirurgicale de la chirurgie bariatrique dans les grandes séries [23]. Sa prévention est donc un enjeu majeur de la prise en charge postopératoire.

La thrombo-prophylaxie débute en préopératoire avec la mise en place de bas de contention de classe II que le patient gardera pendant la durée de l'intervention et jusqu'à sa sortie de l'hôpital. L'injection d'héparine de bas poids moléculaire (HBPM) est débutée le soir de l'intervention avec l'injection sous-cutanée d'une dose de 4000 unités internationales d'Enoxaparine sodique, en l'absence de signes hémorragiques. Elle se poursuit le lendemain avec l'injection quotidienne de 6000 UI d'Enoxaparine sodique et ce jusqu'au 21ème jour postopératoire. L'héparine non fractionnée est également utilisée en cas d'insuffisance rénale.

Il n'y a pas de recommandations claires sur les doses d'HBPM à utiliser dans la chirurgie bariatrique. Cependant l'obésité en elle seule étant un facteur de risque personnel de maladie thromboembolique, la Société française d'anesthésie réanimation (SFAR) recommande l'utilisation de hautes doses d'HBPM (grade A)[24]. Il n'y a cependant aucune recommandation concernant le moment où l'héparinothérapie doit débuter ni sur sa durée en post-opératoire. Aucune étude n'a prouvé à l'heure actuelle l'intérêt de la surveillance biologique de l'efficacité, par le dosage de l'anti-Xa dans le cadre de la chirurgie bariatrique.

2.6. LA SORTIE DE L'HOPITAL

Le jour de sa sortie, le patient reçoit les conseils diététiques adaptés et appuyés par des documents fournis par la diététicienne du service énumérant des exemples de menus et d'aliments conseillés ou déconseillés. Il leur est donc recommandé de conserver une texture moulinée pendant une quinzaine de jours puis de passer à une alimentation plus solide progressivement. Le fractionnement des repas est rarement nécessaire dans les suites d'une *sleeve gastrectomy*.

L'ordonnance de sortie comprend :

- Calcium, vitamine D3 (CACIT® *Procter & Gamble Pharma*), vitamines des groupes B et C, vitamine B12 et oligo-éléments (AZINC OPTIMAL® *Arkopharma*) pendant 6 mois à renouveler à vie,
- Un supplément en fer (TARDYFERON® *Pierre Fabre Médicaments*) pendant 6 mois à renouveler à vie,
- Un inhibiteur de la pompe à protons (oméprazole simple dose) pendant 3 mois,
- Une injection quotidienne d'héparine de bas poids moléculaire à dose préventive jusqu'au 21ème jour post-opératoire.

Les antalgiques sont le plus souvent inutiles.

Les soins infirmiers à domicile sont simples et de courte durée.

La compliance au traitement de supplémentation n'est pas toujours simple à obtenir du fait du faible taux de remboursement de ces produits par la caisse primaire d'assurance maladie engendrant des frais parfois importants pour certains patients.

2.7. SUIVI

Le suivi des patients s'effectue à 1, 3, 6, 12, 18 mois puis 2 et 3 ans dans la série conformément aux recommandations de l'HAS [25]. Il est également recommandé aux patients de continuer un suivi en parallèle avec les médecins nutritionnistes.

Il est réalisé un interrogatoire recherchant des complications fonctionnelles, un examen clinique et un bilan sanguin pour dépister une éventuelle carence.

La réalisation d'examens radiologiques et/ou endoscopiques n'est pas systématique lors du suivi mais orientée par la clinique.

2.8. METHODE STATISTIQUE

L'analyse des données a été faite grâce au logiciel XI Stat®, avec une signification statistique $\alpha=0,05$. Il a été utilisé le Chi² ou le test exact de Fisher pour les comparaisons de données qualitatives, le test t de Student pour les données quantitatives et la régression logistique pour l'analyse multivariée.

3. RESULTATS

3.1. INDICATIONS

Tous les patients candidats à une chirurgie bariatrique se voient expliquer les 3 techniques que nous pratiquons en routine, à savoir : pose d'anneau gastrique ajustable, *sleeve gastrectomy* et *by-pass* gastrique. Les avantages et bénéfices ainsi que les risques leur sont exposés à l'aide de schémas à main levée remis au patient et figurants au dossier médical. Chez les patients super-super-obèses ou au terrain fragile, le *by-pass* gastrique est indiqué mais risqué. L'HAS en Février 2008 [22] valide l'attitude qui consiste à proposer une chirurgie en 2 temps, *sleeve* puis *by-pass*, la décision pouvant être prise en pré-opératoire ou en per-opératoire en fonction des constatations. Le patient est informé d'une telle éventualité.

Dans 66 cas (**82,5%**), la *sleeve gastrectomy* a été faite en **première intention** et dans 15 cas (**17,5%**), en **deuxième intention** après une pose ou tentative de pose d'anneau ajustable ou une intervention de Mason.

Les **indications** dans notre série de patient ont donc été (Tableau 1/Annexe 7) :

- 16 patients **super-super-obèses** (IMC > 60 kg/m²) **(20%)** ;
- 26 patients **super-obèses** (IMC entre 50 et 60 kg/m²) **(32,5%)** ;
- 13 patients ayant un **IMC < 50 kg/m²** avec un ou plusieurs critères de **morbidités postopératoires** (diabète, HTA, syndrome d'apnées du sommeil, âge > 60 ans, sexe masculin, obésité androïde) **(16,25%)**
- 15 patients avaient **refusé une autre technique (20%)** ;

- **Choix per-opératoire (10%)** compte tenu de difficultés techniques à la réalisation d'un *bypass* gastrique.

Il peut s'agir d'antécédents de laparotomie (n=5) ou une impossibilité de monter l'anse alimentaire au niveau de la poche gastrique en raison de mésos gras et courts. Les patients programmés pour un *by-pass* gastrique sont toujours informés de la possibilité de se reporter vers une *sleeve gastrectomy* en cas d'impossibilité technique.

- **Contre-indication formelle au *by-pass* gastrique** pour 2 patients **(2,5%)**.

Pour l'une, la fibroscopie oeso-gastro-duodénale systématique a permis de retrouver une métaplasie gastrique avec dysplasie légère nécessitant un contrôle endoscopique à distance impossible après *bypass* gastrique. Cet aspect n'a cependant pas été retrouvé sur la pièce de gastrectomie.

Pour une autre patiente, le bilan préopératoire a retrouvé de manière fortuite un cystadénome mucineux de la tête du pancréas qui est une indication à une duodéno-pancréatectomie céphalique sans urgence. Compte tenu de l'obésité morbide, il a été décidé de pratiquer une *sleeve gastrectomy* pour ne pas compliquer le geste pancréatique futur et en réduire la morbidité.

Tableau 1

INDICATIONS		
IMC > 60kg /m²	16	(20%)
IMC entre 50 et 60kg /m²	26	(32,5%)
IMC < 50kg /m² + Comorbidités	13	(16,25%)
Refus d'un *bypass* gastrique	15	(18,75%)
Contre-indications au *bypass* gastrique	2	(2,5%)
Choix per-opératoire	8	(10%)

3.2. DONNEES PRE-OPERATOIRES

Il s'agit d'une étude portant sur 80 patients consécutifs qui ont eu une *sleeve gastrectomy* cœlioscopique entre Juin 2005 et Décembre 2009 dans le service de chirurgie générale et viscérale du CHU de Caen. Les différentes données ont été recueillies de manière prospective dans une base de données dédiée à la chirurgie bariatrique (Tableau 2 / Annexe 7 : Démographie).

L'âge moyen est de 45,01 ± 12,84 ans (intervalle, 19 - 67 ans). Le sex ratio est de 1,22 homme pour 1 femme.

3.2.1. DONNEES MORPHOMETRIQUES

Le poids moyen est de 149,45 ± 25,15 kg (intervalle, 100 - 235 kg).

L'IMC moyen est de 51,67 ± 9 kg/m² (intervalle, 35 - 72 kg/m²). 50 patients (62,5%) présentent un IMC > 50 kg/m².

L'excès de poids est calculé comme étant la différence entre le poids « idéal » selon la formule de Lorentz (Annexe 8) et le poids du patient. L'excès de poids moyen est de 78,78 ± 24,41 kg.

Tableau 2

Démographie			Comorbidités	N	%
Patients	N	80	Diabète type II	30	37,5%
Age	Moyenne	45,01	• Insulino-requérant	10	12,5%
	Intervalle	19-67	• Non insulino-requérant	20	25%
Homme/Femme		44/36	HTA	49	61,25%
Poids	Moyenne	149,45	SAS	40	50%
	Intervalle	100-235			
IMC	Moyenne	51,7	ASA 1	1	1,25%
	Intervalle	35-72	ASA 2	25	31,25%
			ASA 3	54	67,5%
Excès de poids	Moyenne	78,78			
	Intervalle	34-155			

3.2.2. COMORBIDITES (Tableau 2/Annexe 7)

30 des patients (37,5%) présentaient un diabète de type II. Parmi ces 30 patients, un tiers avaient un diabète insulino-requérant (n=10).

61,25 % des patients étaient hypertendus (n=49).

50% des patients présentaient un syndrome d'apnées du sommeil (n=40).

Selon la classification ASA (*American society of Anesthesiologists*) qui correspond à un score de 1 à 4 du risque opératoire, 1,25% étaient classés ASA 1 (n=1), 31,25% étaient ASA 2 (n=25) et 67,5% étaient ASA 3 (n=54).

3.2.3. ANTECEDENTS CHIRURGICAUX

La présence d'antécédents de chirurgie gastrique a une incidence sur le temps opératoire et sur le type d'intervention par la présence d'adhérences plus ou moins lâches.

- Antécédents d'**anneau gastrique ajustable** chez 12 patients (**15%**).

Toutes les ablations d'anneau ont été faites par voie cœlioscopique.

Pour 8 d'entre eux, il s'agissait d'échec avec une stagnation voire reprise pondérale.

Pour les 4 autres, il s'agissait de complications de l'anneau avec un déplacement entraînant une intolérance alimentaire. Dans ce cas, l'ablation de l'anneau s'est fait en semi-urgence.

L'anneau a été retiré en per-opératoire de la *sleeve gastrectomy* dans 2 cas. Cette attitude a été abandonnée du fait des difficultés opératoires des 2 gestes combinés. A la suite de ces 2 cas, l'anneau a été retiré dans un premier temps et la *sleeve gastrectomy* programmée à 3 mois. La réintervention s'est révélée plus aisée car l'anatomie est mieux discernable.

- Antécédent d'une **intervention de Mason** pour traitement de l'obésité chez 1 patient.

Il avait repris son poids antérieur. Cet échec est connu dans ce type d'intervention du fait d'une reperméabilisation des lignes d'agrafes sur l'estomac avec un retour à une anatomie fonctionnelle normale.

- Antécédent de **cure de reflux gastro-œsophagien par laparotomie** avec réalisation d'une valve selon Toupet chez 1 patient.

L'intervention a donc consisté au démontage de la valve avant de réaliser le tube gastrique. Ce patient avait initialement une indication de *by-pass* gastrique mais compte tenu des difficultés techniques, il a été réalisé une *sleeve gastrectomy*.

- Des antécédents de **laparotomie pour une chirurgie autre que gastrique** chez 4 patients.

L'existence d'adhérences trop importantes n'a pas permis de pratiquer un *by-pass* gastrique initialement prévu avec l'obligation de se retrancher vers une *sleeve gastrectomy* en per-opératoire. Tout patient programmé pour la réalisation d'un *by-pass* gastrique est informé de la possibilité de conversion en *sleeve gastrectomy* en fonction des constatations per-opératoires et des difficultés techniques.

3.3. DONNEES OPERATOIRES

Toutes les interventions ont été débutées par voie cœlioscopique.

Il n'y a eu **aucune conversion** en laparotomie.

La **durée opératoire moyenne** est de 117 ± 36,04 minutes (intervalle 55-230 minutes) et la médiane à 107,5 (Graphique 1). Les différences de temps opératoires peuvent correspondre soit à la multiplicité des intervenants en formation, internes et chefs de clinique (non étudié), soit à un incident (différence significative, $p<0,05$) ou un geste associé (différence significative, $p<0,05$).

Le fait de prendre la décision de réaliser un *by-pass* gastrique ou une *sleeve gastrectomy* en fonction des conditions opératoires peut allonger le temps opératoire d'autant (différence significative, $p<0,05$). Cependant la droite de régression linéaire est descendante de façon significative.

Graphique 1 : Evolution de la durée opératoire

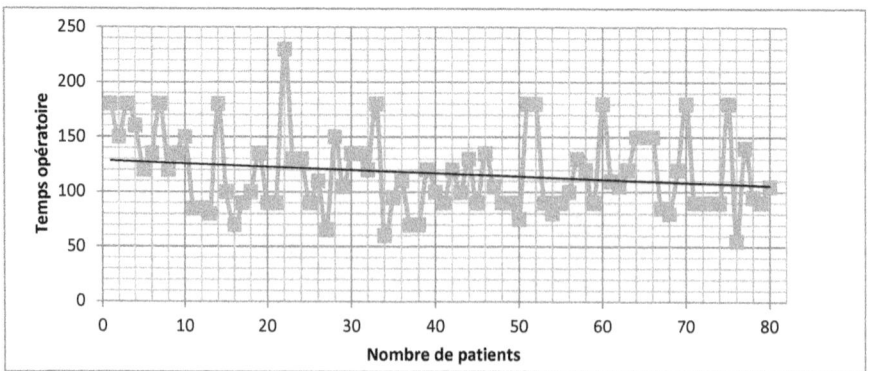

3.3.1. GESTES ASSOCIES (8%, n=10)

Chez 2 patients, l'ablation d'anneau s'est fait dans le même temps que la *sleeve gastrectomy*. Les durées opératoires sont allongées de façon significative. En début d'expérience, les anneaux péri-gastriques étaient retirés dans le même temps, cette attitude a été abandonnée du fait d'une anatomie très remaniée. Depuis cette constatation, l'ablation d'anneau se fait au moins 3 mois avant le 2ème temps chirurgical afin de retrouver une anatomie quasi-normale.

Chez 6 patients, il a fallu faire une viscérolyse compte tenu d'antécédents chirurgicaux.

Chez 1 patient, il a été fait une cure de hernie hiatale par raphie simple et un autre patient a eu une cure de hernie ombilicale par raphie simple.

3.3.2. COMPLICATIONS PER-OPERATOIRES

En cours de procédure, il y a eu 7 incidents **(8,75%).**

Une **hémorragie per-opératoire** est survenue dans 3 cas (3,75%) sans qu'il n'y ait eu nécessité de transfusion. Il n'y a eu qu'une seule **plaie de rate** (1,25%) chez la patiente qui avait eu une intervention de Mason auparavant. Par ailleurs, 2 **plaies de foie** ont été faites lors de l'introduction de l'aiguille de Palmer sans qu'il n'y ait eu de complication autre à l'insufflation. Le traitement ne s'est fait que par tamponnement de la zone hémorragique dans les 3 cas.

Un autre incident dû à l'introduction de l'aiguille de Palmer a été la survenue d'une **plaie colique** qui a été identifiée et suturée immédiatement.

Chez 2 patients, une **sonde a été prise dans la ligne d'agrafage**. Chez un patient, il s'agissait d'un tube de Faucher de 36 French servant de sonde de calibration. Il a alors fallu reprendre la ligne d'agrafes à ce niveau par l'application d'un nouveau chargeur. Chez un autre patient, une sonde de monitoring thermique œsophagienne qui avait été descendue trop bas a été agrafée et coupée avec la pièce. Les 2 extrémités de la sonde ont été retrouvées et la fibroscopie per-opératoire n'a pas retrouvé de solution de continuité de la ligne d'agrafes.

Chez 2 autres patients, **l'agrafage a été incomplet** du fait d'un estomac très épais compte tenu d'antécédent d'anneau péri-gastrique. La partie ouverte de ligne d'agrafes a été suturée avec le surjet qui est réalisé systématiquement dans notre protocole opératoire.

3.4. COMPLICATIONS POST-OPERATOIRES (< 30 JOURS)

Il n'y a pas eu de décès post-opératoire dans la série.

Les suites ont été **simples** pour 70 patients (**87,5%**). La **durée moyenne de séjour** est de 8,3 ± 5,8 jours avec une médiane à **7 jours** et des extrêmes de 4 à 44 jours ; en l'absence de complications la moyenne passe à 6,8 jours. La survenue de complications a augmenté de façon significative ($p < 0,05$) la durée de séjour.

Il a été dénombré **10 complications (12,5%) au total** ; **6,25% sont classées grade III/IV** selon la classification de Clavien des complications postopératoires [26] (Annexe 10). **Le taux de reprise** chirurgicale de la série est de **3,75%** (n=3), toutes par cœlioscopie.

Tableau 2 : Liste des complications

Complications	Patients, n (%)
Grade I	3 (3,75%)
Grade II	2 (2,5%)
Grade III	3 (3,75%)
Grade IV	2 (2,5%)
Fistule	1 (1,25%)
Hémorragies	3 (3,75%)
Réopérations	3 (3,75%)

Il y a eu 2 **hémorragies postopératoires (2,5%)**, grade IIIb, détectées précocement par l'issue de sang rouge par la lame de drainage. Les patients ont tous les deux eu une cœlioscopie exploratrice afin d'éliminer un saignement sur la ligne d'agrafes alors que l'origine de l'hémorragie était l'orifice de drainage. Ces patients ont reçu chacun plusieurs culots globulaires.

Une autre patiente a dû être réopérée pour **récupérer une lame de drainage** qui avait migré dans la cavité péritonéale en raison d'une fixation insuffisante. Elle a donc eu une nouvelle cœlioscopie pour extraire la lame, grade IIIb. Les suites opératoires ont été simples par ailleurs et la durée de séjour n'a pas été allongée (6 jours).

Deux **complications médicales graves** sont survenues en post-opératoire, grade IVa selon la classification de Clavien. L'administration d'anti-inflammatoire non stéroïdien à visée antalgique chez un patient diabétique et insuffisant rénal a causé une insuffisance rénale aigüe, elle-même compliquée d'un surdosage en anti-vitamine K. Le patient a alors été transféré dans le service de réanimation pour plusieurs séances de dialyse. Chez une autre patiente, un cathéter veineux central qui était placé accidentellement dans la plèvre a été utilisé pour une alimentation parentérale. La patiente a eu en conséquence un épanchement pleural compliqué d'une détresse respiratoire aigüe nécessitant un transfert en réanimation.

Sur les 80 patients, un seul a développé une **fistule gastrique postopératoire** (1,25%), grade II selon la classification de Clavien. Il s'agissait d'un homme de 54 ans avec un IMC à 42 et qui avait pour seule comorbidité, une HTA. A J1 postopératoire, le patient a présenté une douleur abdominale brutale mais rapidement régressive puis une tachycardie modérée à J2. La fistule a été détectée sur le transit oeso-gastro-duodénal aux hydrosolubles réalisé à J2 postopératoire. La lame était bien placée au contact permettant d'éviter un geste de drainage complémentaire. Le traitement a constitué en une alimentation parentérale exclusive associée à une antibiothérapie et une aspiration gastrique jusqu'au tarissement de la fistule vers J30.

Des contrôles radiologiques ont eu lieu à J15 montrant la persistance de la fistule et à J35 affirmant la fermeture de celle-ci. Le patient a alors été réalimenté. Un contrôle endoscopique a été réalisé à J42 ne montrant qu'un remaniement inflammatoire.

Une patiente a fait un épisode d'**hématémèse** sans déglobulisation (grade II). Les différentes explorations n'ont pas retrouvé d'étiologie évidente. L'hypothèse la plus probable est une hémorragie de la ligne d'agrafes sur son versant intra-luminal. L'épisode ne s'est pas reproduit. La patiente a eu un traitement par inhibiteur de la pompe à protons double dose pendant 1 mois de façon empirique.

Parmi les **complications mineures**, 2 patients ont développé un abcès de paroi (grade I) ne nécessitant que des soins locaux et un patient a eu un érysipèle traité par antibiothérapie (grade II).

En analyse univariée, seule la **classe ASA 3** semble être un facteur significatif dans la survenue de complications ($p < 0,05$) ; le sexe, l'âge, l'IMC, l'HTA, le diabète, le SAS, les antécédents de chirurgie gastrique ou les gestes associés à la chirurgie princeps ne semblent pas influer. Les résultats sont identiques si l'on étudie les complications grade III/IV. L'ensemble de ces résultats est identique en analyse multivariée.

Il n'y a eu aucune complication thrombo-embolique.

3.5. SUIVI

Le suivi des patients s'effectue à 1, 3, 6, 12, 18 mois puis 2 et 3 ans dans la série conformément aux recommandations de l'HAS [25]. **La médiane de suivi est à 12 mois et la moyenne à 14,1 ± 9,1 mois.** Le nombre de patients suivis à 1 an est de 45, 35 à 18 mois et 19 à 2 ans. Il est réalisé un interrogatoire recherchant des complications fonctionnelles, un examen clinique et un bilan sanguin à la recherche de carence.

3.5.1. PERTE DE POIDS

Le poids, l'IMC ainsi que le pourcentage de perte d'excès de poids (%PEP) sont consignés au dossier. Le pourcentage de perte d'excès de poids est calculé en fonction du poids idéal calcul selon la formule de Lorentz. Le %PEP est donc le ratio de la perte de poids sur l'excès de poids (Annexe 8). Ce dernier est actuellement considéré comme l'indicateur le plus représentatif de l'efficacité de la chirurgie bariatrique [27-29]. Ainsi, un résultat est jugé bon si le %PEP>50%, moyen si entre 25 et 50% et mauvais si inférieur à 25%.

L'IMC initial moyen était de 51,7 ± 9,1 kg/m² (35 – 72 kg/m²). L'IMC moyen subit une diminution progressive pour atteindre 34,3 à 2 ans (graphique 2) avec une différence significative avec l'IMC initial ($p < 0,05$).

Graphique 2 : Evolution de l'IMC

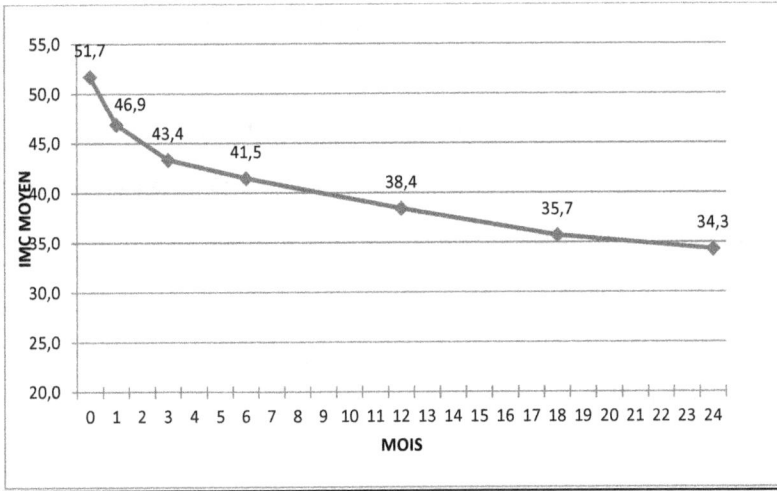

La perte d'excès de poids suit évidemment l'évolution inverse. Elle est rapide la première année pour atteindre 62,46% à 18 mois. A partir de 1 an, on observe une stagnation. La différence entre les %PEP consécutives sont significatives ($p < 0,001$) jusqu'à 2 ans. A 18 mois, **le taux de succès** (%PEP>50%) est de **82,8%**.

Graphique 3 : Evolution du %PEP moyen

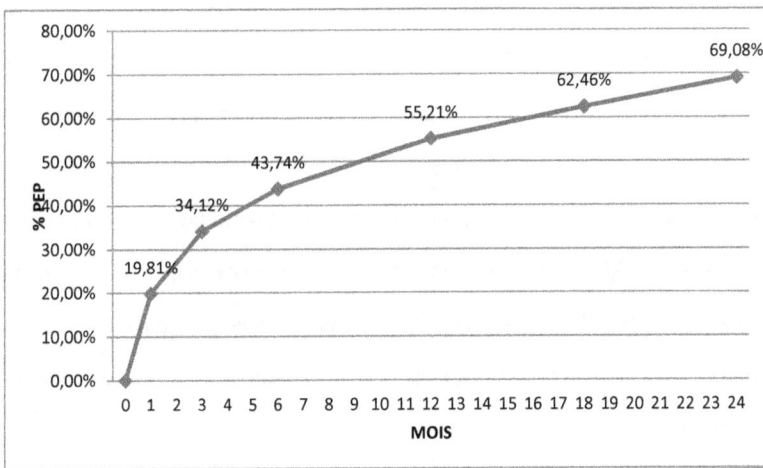

Cependant, parmi ces résultats, 7 patients (**8,75%**) ont eu une **conversion en *by-pass* gastrique** et sortent donc de l'étude au moment de la conversion : - 2 à 6 mois, - 2 à 18 mois et - 3 à 2 ans :

- **Perte de poids insuffisante** à 18 ou 24 mois pour 4 patients sur les 7 ;
- Indication dite **métabolique** en raison d'un diabète insulino-requérant difficile à équilibrer pour 1 patient ;
- Un **reflux invalidant**
- Une **sténose**

Ces 7 patients, ont été pris en compte dans les statistiques jusqu'à la date de la 2ème intervention.

A 18 mois, **l'IMC initial et le diabète** semblent influer sur la perte de poids en analyse univariée ($p<0,05$), contrairement à l'âge ($p=0,219$) et au sexe ($p=0,825$) avec des moyennes de perte de poids à 61,7% chez l'homme et 63,2% chez la femme. Ces résultats se confirment en analyse multivariée.

Pour l'**IMC**, il existe une corrélation avec la perte de poids ($p<0,05$) avec un cut-off autour de 50. La différence est significative si l'on compare les 2 groupes, avec un meilleur résultat chez les patients dont l'IMC est inférieur à 50 ($p<0,05$) avec une moyenne de 71,7% de perte d'excès de poids contre 56,3% dans l'autre groupe à 18 mois.

Concernant le **diabète**, les résultats pondéraux semblent meilleurs chez les patients non diabétiques ($p<0,05$) comparés aux patients diabétiques avec des moyennes respectives de 66,5% contre 52,4% de perte d'excès de poids. Il n'y a par ailleurs pas de différence significative entre les diabétiques insulino-requérants et les non insulino-requérants ($p=0,984$).

3.5.2. EVOLUTION DES COMORBIDITES (ANNEXE 12)

3.5.2.1. DIABETE DE TYPE II

A 1 an, 58,8% des patients initialement diabétiques ne prennent plus de traitement.

A 6 mois, parmi les patients qui avaient un **diabète non insulino-requérant**, 11 patients (73%) ont pu arrêter leur traitement pour ne suivre que le régime, 3 patients (20%) sont mieux équilibrés aux vues de l'hémoglobine glyquée, des glycémies à jeun [30] et des courriers de suivi des endocrinologues et 1 patient (6,7%) n'a rien vu s'améliorer. Pour ce dernier patient, il existe un problème de compliance en rapport avec des troubles du comportement alimentaire non décelé en pré-opératoire et un mauvais résultat pondéral par la suite.

Parmi les patients qui avaient un **diabète insulino-requérant**, 6 patients (60%) sont mieux équilibrés et ont pu diminuer les doses d'insuline, 3 patients (30%) n'ont plus besoin d'insuline et 1 patient (10%) reste avec un diabète difficilement contrôlé.

Ces proportions sont stables à 1 an mais les effectifs sont trop faibles pour réaliser une comparaison fiable.

3.5.2.2. HYPERTENSION ARTERIELLE

A 1 an, parmi les patients considérés initialement comme hypertendus, **15 patients (48,4%) sont considérés comme guéris**, 10 patients (32,3%) ont vu leurs chiffres tensionnels s'améliorer et pour 6 patients (19,35%), il n'avait pas été noté de différence. La proportion de patients hypertendus est significativement plus faible 1 an après la chirurgie comparée au pré-opératoire ($p<0,05$).

3.5.2.3. SYNDROME D'APNEES DU SOMMEIL

A 1 an, parmi les patients qui avaient un syndrome d'apnées du sommeil appareillés ou non, **20 patients (50%) sont guéris** selon leurs pneumologues. 7 patients qui avait besoin d'un appareillage sur 8 ne le sont plus et 1 patient est toujours appareillé. La proportion de patients qui ont un SAOS est significativement plus faible 1 an après l'intervention comparée au pré-opératoire ($p<0,05$).

3.5.3. COMPLICATIONS CHIRURGICALES (APRES 30 JOURS)

Le **reflux gastro-œsophagien** est la principale complication de cette technique ; il peut être très invalidant. Ce phénomène est encore assez mal expliqué, les hypothèses avancées sont une interruption du sphincter inférieur de l'œsophage, une interruption de l'angle de His et/ou une diminution du temps de vidange gastrique [31, 32]. Une résection trop importante de l'antre entraînant une altération de la vidange gastrique peut également être en cause [33]. Dans notre série, le taux de reflux clinique diminue avec le temps, à savoir 6,25% à 1 mois, 5% à 6 mois puis 2,7% à 18 mois ($p<0,05$). Cette amélioration progressive est en partie en rapport avec une meilleure acceptation du régime [31, 32].

Il n'y a eu qu'un seul cas d'intolérance alimentaire complète avec un aspect de **sténose** à l'opacification mais non confirmée par l'endoscopie répétée. Un autre patient a souffert d'un reflux basique. Dans les deux cas, le traitement a été chirurgical dont le principe est la confection d'une anse en Y. Ce qui signifie la réalisation d'un *by-pass* gastrique dans le cas présent. La guérison des symptômes a été complète et il s'en est suivi une perte d'excès de poids supérieure à 50%.

3.5.4. PAR AILLEURS...

Il n'y a pas eu de carences nutritionnelles notables en post-opératoire pour les patients qui ont eu des suites simples.

Au cours du suivi, nous nous sommes réjouis de 5 grossesses sans complication. Par ailleurs, une patiente a fait plusieurs tentatives de suicide.

4. DISCUSSION

4.1. EVOLUTION DES INDICATIONS

La **sleeve gastrectomy** n'était initialement pas décrite comme une intervention isolée lorsqu'a été décrit le *switch* duodénal avec *sleeve gastrectomy* par Marceau et al.[27]. La morbi-mortalité et la complexité du *switch* duodénal et du *by-pass* gastrique chez les patients super-obèses ont conduit certains chirurgiens à diviser ces interventions en 2 étapes séparées de 6 mois à 1 an [17, 34-36].

Compte tenu des résultats, certaines équipes ont commencé à proposer cette intervention à des patients non super-obèses [17, 19, 33, 37]. Les séries des équipes proposant les 2 stratégies, 1er temps et unique, arrivent actuellement à un recul médian d'un peu plus d'un an, comparable à notre série [31, 32, 38, 39]. Dans une revue de la littérature dédiée à la *sleeve gastrectomy* [40], l'IMC pré-opératoire moyen diffère selon la stratégie adoptée : 60 kg/m² (49 – 69 kg/m²) pour le 2 temps et 46,6 kg/m² (37 – 55 kg/m²) en 1 temps. Cette différence se comprend parfaitement car d'un côté, il s'agit de patients à risque et de l'autre, tout patient éligible à une chirurgie bariatrique.

Cette technique est séduisante car simple dans son principe, sans anastomose digestive, le tractus digestif entier est accessible en endoscopie et le risque de déficit en nutriments est faible.

Contrairement à l'anneau péri-gastrique, aucun matériel étranger n'est impliqué, ce qui signifie un suivi moins contraignant pour le praticien (gonflage/dégonflage d'anneau) et l'absence de complications aigues (déplacements) ou de migration à moyen et long terme.

La *sleeve gastrectomy* a été **comparée à d'autres techniques restrictives** permettant d'obtenir une perte de poids initiale et la réduction des comorbidités dans le cadre d'une stratégie en 2 temps. Au décours d'une étude randomisée, Himpens et al. ont retrouvé une supériorité en terme de résultats de la *sleeve gastrectomy* sur l'anneau péri-gastrique [41]. Le ballon intra-gastrique est également moins efficace [42] et n'est pas envisageable sur le long terme. La morbidité est cependant plus élevée.

La *sleeve gastrectomy* est désormais également proposée **en cas d'échec de l'anneau péri-gastrique** [19, 43-46] pour résultats pondéraux insuffisants ou complications de l'anneau. Certaines équipes préconisent l'ablation de l'anneau dans un premier temps puis la *sleeve gastrectomy* à distance et d'autres le font dans le même temps [44, 47]. Les résultats en termes de complications semblent similaires mais, en l'absence d'essai randomisé, il est difficile de conclure. Pour le moment, les deux attitudes sont envisageables [22]. Cependant dans notre expérience, l'ablation dans un 1er temps permet de revenir à une situation quasi-anatomique autorisant des montages chirurgicaux optimaux. De plus, l'estomac est alors moins épais ce qui rend plus sûr l'agrafage gastrique autant pour la *sleeve gastrectomy* que pour le *by-pass* gastrique. La seule contre-indication de la stratégie en un temps est la migration intra-gastrique [44].

4.2. PERIODE POST-OPERATOIRE

La **durée moyenne de séjour** dépend des équipes et surtout des pays. Dans l'étude multi-centrique française [48] recensant 446 patients dans une dizaine de centres publics ou privés, la durée moyenne de séjour est de 7,5 jours avec une médiane à 5 jours, contre 8,4 jours avec une médiane à 7 jours dans notre série. Les séries grecque, espagnole et belge [21, 32, 49] ont des durées moyennes de séjour autour de 3 jours comme les séries nord-américaines [21].

Une **sonde naso-gastrique** est fréquemment laissée en place jusqu'à la réalisation d'un contrôle radiologique. L'opacification est réalisée per os en post-opératoire pour le dépistage des fistules ; elle est réalisée au 1er jour post-opératoire pour la plupart des équipes expérimentées et souvent au 2ème jour pour d'autres [21, 40].

Chez les patients obèses, l'élévation de la température corporelle et l'examen abdominal en cas de complication sont des éléments peu fiables. On doit alors se baser sur d'autres éléments tels que la **fréquence cardiaque** ou un faciès altéré pour suspecter un sepsis ou une hémorragie intra-abdominale [50]. Les suites opératoires sont habituellement simples et les patients peu douloureux, il s'agit donc d'être réactif car les signes peuvent être frustes et la situation se dégrader rapidement.

Dans ces conditions, la décision de **reprise chirurgicale** doit être rapide et ne pas être retardée par des examens complémentaires inutiles [14]. C'est seulement en l'absence d'argument en faveur d'une complication chirurgicale qu'il faut rechercher une cause thromboembolique [23] a fortiori en présence de signes évocateurs. L'expérience de l'équipe compte pour beaucoup pour décoder ces signaux d'alerte.

En l'absence de signes évocateurs de fistule, la reprise de l'alimentation est permise, **liquide puis mixée**. La texture mixée est recommandée pendant 2 semaines à 1 mois puis solidifiée en fonction de la tolérance. Il est également recommandé aux patients de manger lentement voire de fractionner les repas. Une **supplémentation** en micronutriments et vitamines reste systématique en raison de la gastrectomie. La durée de traitement est indéterminée mais reste recommandée à vie. Un inhibiteur de la pompe à protons est également prescrit pendant 3 mois [12, 18] bien que le taux de complications ulcéreuses soit quasi-nul.

4.3. COMPLICATIONS

La mortalité varie entre 0,1 et 0,3% [22, 40], ce qui est faible comparé au *switch* duodénal (2,6 à 7,6%) et au *by-pass* gastrique (0,3 à 1,1%) mais comparable à l'anneau péri-gastrique (0,05 à 0,4%) [13].

Le **taux de complications post-opératoires graves est compris entre 0 et 24%**, selon une revue de la littérature reprenant 36 articles avec un total de 2570 patients [40]. Dans les études parues récemment comprenant plus de 100 patients [32, 39, 49, 51], ce taux est compris entre 0 et 15,3%. Les **facteurs de risque** significatifs (p<0,05) parfois retrouvés mais de façon inconstante dans ces études sont les antécédents de chirurgie gastrique (anneau en majorité), l'IMC > 60 et l'ASA 3. Dans notre série, le taux de complications graves est de 6,3% et seul l'ASA 3 est un facteur de risque significatif (p<0,05).

La gestion post-opératoire doit être bien codifiée, la fréquence cardiaque est l'élément fondamental de la surveillance. Une **tachycardie** > 120/min doit faire suspecter la survenue d'une complication, c'en est le signe le plus constant et précoce [50]. Le taux de réintervention varie entre 1% et 5% [22] comparable à notre série avec 3,75%.

4.3.1. FISTULES GASTRIQUES

C'est la complication la plus étudiée car elle peut être mortelle si la gestion n'est pas précoce et adaptée. Elle peut rester intra-abdominale mais aussi se diriger dans la plèvre ce qui grève grandement le pronostic. Les examens complémentaires, lorsqu'ils sont possibles, sont souvent pris en défaut et retardent souvent la prise en charge : la biologie est retardée, l'opacification a environ 25% de faux négatifs et le scanner sans ingestion ne montre rien s'il est fait trop précocement [39]. Le taux de fistule dans la littérature est compris entre 1,4 et 5% dans les séries à plus de 100 patients [39, 40, 52]. Notre série ne retrouve qu'une seule fistule sur les 80 patients (1,25%). Le seul facteur de risque mis en évidence dans toutes les études est **l'antécédent de chirurgie gastrique** [33, 39, 53, 54]. Les comorbidités et l'IMC ne semblent pas influencer, mais compte tenu de la rareté de l'évènement un plus grand nombre de patients est nécessaire. Seule une étude rétrospective et multicentrique [48] a retrouvé une différence significative en fonction de la marque de pince mécanique.

Les fistules se situent dans la majorité des cas sur la partie supérieure de la ligne d'agrafes au niveau du cardia probablement à cause de phénomènes ischémiques [54]. Un agrafage trop près de la jonction gastro-œsophagienne compromet sa vascularisation et est pourvoyeur de fistule [55]. Dans certains cas, leur situation est plus basse sur la ligne d'agrafes en rapport à un agrafage en tension sur le tube de calibration. Leur survenue peut être précoce dès le 1er jour post-opératoire soit retardée de 4 à 15 jours [39]. En ce qui concerne les moyens de prévention, une étude prospective et randomisée [56] comparant 3 groupes : pas de renforcement, Seamguard® et surjet d'enfouissement ne retrouve pas de différence significative en termes de prévention des fistules gastriques. La détection systématique en per-opératoire par un test au bleu de méthylène est très répandue ; cela permet de corriger immédiatement le défect et impose le drainage.

La **gestion** de ces fistules en post-opératoire comprend toujours un drainage chirurgical, radiologique ou endoscopique, une antibiothérapie, un antisécrétoire et un support nutritionnel entéral au mieux [39, 53]. La mise en place par voie endoscopique de prothèses couvertes auto-expansibles est un moyen thérapeutique qui tend à se développer [57]. Elles donnent la possibilité au patient de pouvoir se réalimenter plus précocement et la cicatrisation de la fistule serait plus rapide. Elle doit être retirée à 3 semaines et remplacée si l'opacification montre la persistance de la fistule. La suture et l'apposition de colle de fibrine lors d'une reprise chirurgicale ne semble pas d'une efficacité satisfaisante [39, 53].

4.3.2. HEMORRAGIES

La plus redoutée est celle de la ligne d'agrafes. Dans ce cas, le saignement peut être intra-péritonéal ou intra-luminal. Son incidence varie beaucoup, en moyenne autour de 1% à 2% [40] jusqu'à plus de 7% pour Silecchia et al. [58] ; un seul cas (1,25%) dans notre série sous la forme d'une hématémèse. La réintervention pour hémostase est systématique si le saignement est intra-péritonéal. S'il s'agit d'une hématémèse, le diagnostic étiologique est endoscopique et elle cède le plus souvent sous anti-sécrétoires.

Le facteur de risque le plus évident est la nécessité d'une **anticoagulation** efficace chez certains patients. Pour les autres, l'hémorragie de la ligne d'agrafes est imprévisible. Le seul moyen de prévention efficace est le renforcement de la ligne d'agrafe selon l'étude randomisée de Himpens et al. [56]. Les constructeurs de pinces mécaniques préconisent de patienter une quinzaine de seconde entre l'agrafage et la coupe pour obtenir une meilleure hémostase (aucune donnée validée). Dans notre protocole opératoire, il est systématiquement réalisé un surjet à visée hémostatique sur la ligne d'agrafes. Un autre moyen de prévention serait de réduire l'anticoagulation préventive post-opératoire à son strict nécessaire en utilisant les moyens anti-thrombotiques mécaniques (bottes pneumatiques) et en encourageant le lever précoce [59], ce ne sont que des accords d'experts [12] et aucune étude n'a été menée spécifiquement chez le patient obèse.

4.3.3. LA QUESTION DU DRAINAGE

Le **drainage** a été systématique dans notre série. L'avantage est d'en faire un outil à la fois diagnostique et thérapeutique. Diagnostique, car il permet la détection précoce d'une hémorragie ou d'un écoulement nauséabond signe de fistule. Thérapeutique dans le cas des fistules, car cela évite que celles-ci se drainent dans la plèvre (mauvais pronostic) et on peut parfois éviter de réopérer le patient, la fistule étant déjà drainée.

Cependant, le drainage a sa morbidité propre et sur les 10 complications que nous avons dénombré, 5 sont directement imputables à la lame comprenant les 3 seules réinterventions de la série : 2 cas d'hémorragie sur l'orifice de trocart par lequel elle est extériorisée, 2 abcès sur l'orifice de drainage et 1 réintervention pour récupérer une lame qui avait migré dans l'abdomen par défaut de fixation. Beaucoup d'équipes ne préconisent la mise en place d'un drain que lorsque le patient présente des facteurs de risque de complication, c'est-à dire antécédent de chirurgie gastrique et ASA 3 ; soit environ 70% de nos patients. Les autres indications au drainage seraient des conditions locales difficiles, un incident per-opératoire ou un test au bleu positif.

4.4. RESULTATS

4.4.1. PHYSIOLOGIE DE LA PERTE DE POIDS [60-62]

La *sleeve gastrectomy* induit une perte de poids au prix d'une réduction massive de la capacité gastrique sans retour possible à l'état antérieur. Le concept de restriction a été largement utilisé en chirurgie de l'obésité avec la gastroplastie verticale calibrée de Mason et l'anneau péri-gastrique. La distension d'une poche gastrique permet d'obtenir une sensation de plénitude gastrique, une satiété précoce et diminution de la sensation de faim pour de petites quantités d'aliments ingérés. Ce phénomène met en jeu des mécanorécepteurs. Les modifications hormonales après *sleeve gastrectomy* sont différentes du fait de la résection gastrique.

La **ghréline** est l'une des premières hormones périphériques à avoir été identifiée dans la régulation de la faim. La ghréline est majoritairement produite dans le fundus gastrique mais aussi à un moindre degré par le duodénum et le jéjunum à des concentrations décroissantes et dans de nombreux organes. Son action est orexigénique par un contrôle hypothalamique positif. Son taux sérique augmente lors du jeûne et diminue en post-prandial. L'injection de ghréline stimule la prise alimentaire. D'une façon encore inexpliquée, la concentration sérique de ghréline est diminué chez le patient obèse. Après *sleeve gastrectomy*, le taux de ghréline circulante est diminué par 2 et ne varie plus avec la prise alimentaire.

Le **peptide-YY (PYY)** est sécrété majoritairement par la partie distale du tractus intestinal après stimulation par le passage pylorique du chyme. Elle est anorexigène par un contrôle hypothalamique négatif. L'injection de PYY induit la satiété et la réduction des apports alimentaires. Le taux sérique de PYY est diminué chez le patient obèse et la réponse en post-prandial est émoussée. Après *sleeve gastrectomy* et *by-pass* gastrique, le PYY voit sa sécrétion accrue en pré- et post-prandial, la sensation de faim diminuée et la vidange gastrique accélérée.

4.4.2. PERTE DE POIDS

Parmi les études parues avant fin 2009 [39, 40, 55, 61], la perte d'excès de poids varie entre 33 et 85% avec 55,4% en moyenne sur 2570 patients et un suivi allant de 3 à 60 mois. Les équipes les plus rodées qui proposent, comme ici, les stratégies en 2 temps (*sleeve gastrectomy* puis *by-pass* gastrique ou *switch* duodénal) et 1 temps (*sleeve gastrectomy* seule) atteignent des moyennes de pourcentage de perte d'excès de poids entre 55% et 65% [31-33, 39, 49] à 1 an, ce qui correspond à nos résultats.

Le **facteur prédictif de succès** le plus souvent retrouvés est l'IMC initial inférieur à 50 kg/m² [21, 40, 48, 49]. L'âge inférieur à 50 ans [32, 40, 55] semble significatif dans certaines études mais n'est pas retrouvé dans notre série. La taille de la calibration inférieur à 40 French est pour certains un point technique important [49, 63, 64] qui, de façon assez logique, renforce la restriction. Dans le protocole opératoire de la série, le tube de calibration n'a pas changé de diamètre (36 French soit 12 mm de diamètre).

Le diabète et les autres comorbidités ne semblent pas influencer la perte de poids dans les séries publiées, alors que les patients diabétiques semblent avoir un moins bon résultat dans la nôtre.

A moyen terme, il semble que les résultats pondéraux de la *sleeve gastrectomy* sont meilleurs que l'anneau péri-gastrique [65] et similaires ou un peu moins bon par rapport au *by-pass* gastrique à 1 et 2 ans [40]. Cela suggère un potentiel limité de la *sleeve gastrectomy* comme la plupart des autres interventions restrictives.

Pour tous, la perte de poids est rapide la première année puis continue, mais plus lentement, par la suite pour probablement atteindre un plateau mais les études sur le long terme manquent. Une seule présente des résultats à plus de 6 ans sur un petit nombre de patients (n=53) [31] et montre que la perte de poids continue jusqu'à 3 ans (%PEP = 77,5%) puis il existe une reprise pondérale après 6 ans (%PEP = 53,3%). Ce phénomène est observé par beaucoup d'équipes sur des résultats préliminaires à plus de 2 ans. La principale hypothèse avancée est une dilatation ou une résection insuffisante de l'estomac amenant certains à proposer une « re- sleeve » [66-68] chez les patients à haut risque ou ne souhaitant pas une conversion en intervention malabsorptive. Des études sont en cours pour permettre la mesure de l'estomac restant et la corrélation avec la reprise de poids [66, 69]. La reprise pondérale existe également après *by-pass* gastrique mais à plus de 5 ans et à un degré moindre [70].

4.4.3. DIABETE DE TYPE II

Dans toutes les séries publiées, il est mentionné une **amélioration voire une rémission** du diabète de type 2 après *sleeve gastrectomy* dans **plus de 70% des cas** [40, 71-73]. Cependant, il semble que plus le diabète est ancien moins les résultats sont bons [30]. Dans notre série, un meilleur équilibre glycémique, une diminution des besoins en insuline ou anti-diabétiques oraux est retrouvée chez 93,7% des patients. Chez les patients diabétiques non-insulinorequérants, 73% ne prennent plus de traitement à 6 mois et 1 an après la chirurgie.

Ce phénomène est depuis longtemps connu sur le long terme après chirurgie bariatrique. La perte de poids, et surtout de masse grasse, diminue l'insulino-résistance. Depuis peu certains mécanismes hormonaux, indépendants de la perte de poids, ont été identifiés pour les techniques malabsorptives.

Parmi les hormones impliquées dans le mécanisme de diminution de l'insulino-résistance, il y a le glucagon-like-peptide-1 (**GLP-1**) et le gastric inhibitory peptide (GIP) [74] qui sont sécrétées respectivement par le cellules L de l'iléon et les cellules K du duodénum pendant le repas. La modification des taux de ghréline et de PYY semblent également impliqués. Le GLP-1 est le plus étudié. Il a un effet insulinotropique sur le pancréas, restaure une sensibilité des tissus périphériques à l'insuline et inhibe le glucagon, ce qui diminue la néoglucogenèse hépatique. Après *switch* duodénal et *by-pass* gastrique, le taux de GLP-1 est augmenté par rapport à la normale dès les premiers jours post-opératoires.

Dès les premiers jours après *sleeve gastrectomy* chez un patient diabétique non-insulinorequérant, la glycémie à jeun est normale, l'insulinémie est augmentée par rapport au pré-opératoire et l'insulino-résistance diminue. Cela semble se confirmer aux 30ème et 60ème jours post-opératoires [74]. Ces résultats semblent similaires à ceux retrouvés après *by-pass* gastrique [73]. Des études permettant de déterminer les mécanismes hormonaux impliqués et leur évolution sur le long terme sont en cours en faisant le parallèle avec les techniques malabsorptives.

4.4.4. AUTRES COMORBIDITES

L'amélioration des comorbidités autres que le diabète de type II est corrélée directement à la perte de poids.

Le **syndrome d'apnées du sommeil** associé à l'obésité rentre dans un cadre nosologique particulier appelé syndrome d'apnées obstructives du sommeil (SAOS). Les apnées, en dégradant la qualité du sommeil (diminution du sommeil profond et paradoxal, micro-éveils), provoquent l'apparition d'une somnolence diurne excessive parfois associée à une irritabilité, à une baisse de la libido, ou à un état dépressif. L'hypoxémie chronique qui en résulte est elle-même responsable d'une hypertension artérielle et de l'apparition d'autres troubles cardio-vasculaires ; il s'agit d'un facteur de risque indépendant de maladie cardio-vasculaire. La perte de poids après chirurgie bariatrique entraîne une amélioration du SAOS sur le long terme [75]. A 1 an, 80 à 90% des patients n'ont plus besoin de l'appareillage par une CPAP nocturne. Dans notre série, l'appareillage n'est plus nécessaire dans 87,5% des cas à un an et 71% des patients sont guéris.

L'**hypertension artérielle** induite par l'obésité a une physiologie non encore complètement élucidée [76] ; elle est aggravée en cas de SAOS ou de néphropathie diabétique associée. Dans notre série, 48,5% des patients ne prennent plus de traitement et une amélioration est observée dans près de 80% des cas. Ces résultats sont comparables à ceux retrouvés dans les grandes séries de chirurgie bariatrique [8, 40, 76, 77].

D'une manière plus générale, le **syndrome métabolique** présent chez la plupart des patients candidats à la chirurgie de l'obésité est reconnu comme un facteur de risque cardio-vasculaire global avec un risque relatif de 3 [12]. Sa régression, permettant une diminution de la mortalité globale, est le rationnel majeur de la chirurgie bariatrique. La réduction de la mortalité après chirurgie bariatrique est désormais démontrée par les suédois dans l'étude *SOS* [8, 10].

4.4.5. QUALITE DE VIE

Cette donnée n'a pas été étudiée dans cette étude alors qu'il s'agit finalement d'un point important de l'évaluation de la chirurgie bariatrique. Nous ne nous sommes basés jusqu'alors que sur des critères subjectifs basés sur des impressions recueillies lors des consultations de contrôle. Ainsi, on a pu voir des patients reprendre une activité professionnelle ou une activité sportive parfois de haut niveau. L'amélioration de la libido est souvent rapportée spontanément par les patients, surtout chez les femmes. Il est prévu que nous commencions à évaluer prochainement de manière « objective » en utilisant le score BAROS qui est simple et rapide à remplir et les résultats faciles à compiler [78-80].

La qualité de vie après chirurgie bariatrique est souvent étudiée sur des cohortes mélangeant les différentes interventions. La plus importante est l'étude suédoise *SOS* [9] qui retrouve une amélioration significative de la qualité de vie après chirurgie. L'autre conclusion de cette étude est que la chirurgie donne une qualité de vie significativement supérieure à une prise en charge non chirurgicale. Himpens et al.[31] retrouve une pérennité de l'amélioration de la qualité de vie sur le long terme, avec plus de 6 ans de recul après *sleeve gastrectomy* sur une cinquantaine de patients. Une seule étude permet de retrouver une amélioration significative à moyen terme après *sleeve gastrectomy*, sans retrouver de différence significative comparé à l'anneau péri-gastrique [65].

4.5. COMPLICATIONS A LONG TERME

Le **reflux gastro-œsophagien de novo** après *sleeve gastrectomy* est la complication la plus redoutée car elle diminue de manière significative la qualité de vie. Il peut être très invalidant.

Ce phénomène est encore assez mal expliqué ; les hypothèses avancées sont une interruption du sphincter inférieur de l'œsophage et/ou une interruption de l'angle de His et/ou dû à la diminution du temps de vidange gastrique [31, 32].

Il survient habituellement dès les premiers mois et il s'agit d'un reflux alimentaire peu acide. 5 à 20% des patients auront un reflux après *sleeve gastrectomy* [33] ; dans notre étude ce taux est de 5% à 6 mois et 1,25% à 1 an et demi. Il est rapidement amélioré par la prise d'inhibiteur de la pompe à protons et le strict suivi des règles alimentaires.

Dans d'autres cas moins fréquents, il peut survenir un **reflux basique** qui est beaucoup plus sévère et invalidant. La cause serait une résection trop importante de l'antre [33]. Le traitement de ce type de reflux est la transformation en *by-pass* gastrique. La survenue d'un reflux de novo après plus de 3 ans est décrite dans la série de Himpens et al. [31]. Son taux atteint plus de 20% mais ne semble pas être invalidant et la qualité de vie ne semble pas en être affectée.

La **sténose de l'estomac** est décrite dans moins de 1% des cas [40]. Lorsqu'elle est objectivée à l'endoscopie, la dilatation pneumatique est le plus souvent efficace. Dans la série, nous n'avons eu qu'un seul cas de sténose retrouvée à l'opacification mais non objectivée par l'endoscopie, qui avait pour conséquence une intolérance alimentaire complète. Le traitement a été la transformation en *by-pass* gastrique.

Les **carences en nutriments**, conséquence des changements de l'anatomie et de la physiologie gastro-intestinale, sont systématiquement prévenues par une supplémentation en vitamines et micro-nutriments à la sortie de l'hôpital. Pour éviter tout facteur de confusion et de complication post-opératoire, d'éventuelles carences nutritionnelles sont recherchées et corrigées en pré-opératoire. Les carences après *sleeve gastrectomy* sont plus rares qu'après chirurgie malabsorptive et les variations sont moins importantes [81]. Certaines équipes commencent à arrêter la supplémentation systématique pour une supplémentation ciblée en cas de signes d'alerte lors du suivi biologique afin de réduire les dépenses liées à l'achat des différents micro-nutriments.

En dehors de complications et de longs séjours hospitaliers, il n'a pas été rapporté d'état de dénutrition après *sleeve gastrectomy* contrairement aux techniques malabsorptives [81], mais le recul est moindre.

5. CONCLUSION

La chirurgie de l'obésité est considérée comme le dernier recours à des situations de détresse physique et/ou psychologique. Les patients candidats à la chirurgie ont souvent une histoire ancienne d'obésité avec des tentatives de régimes divers et variés sans résultat stable au long terme.

Les patients ont le plus souvent des objectifs de perte de poids irréalistes. Ils la surestiment de presque 60% [82]. Cependant, c'est bien l'amélioration de l'état de santé et celle de la qualité de la vie qui sont les principales préoccupations de ces patients et c'est là que la chirurgie donne les meilleurs résultats.

La *sleeve gastrectomy* est une intervention sûre et reproductible même chez les patients super-super-obèses (IMC>60). Elle peut s'envisager dans le cadre d'une reprise chirurgicale après échec d'anneau et laisse la porte ouverte à une « 2ème manche chirurgicale » par la suite. Elle ne comporte pas d'anastomose digestive, ni de défect mésentérique (hernie interne), aucun matériel étranger (contrainte de réglages) et tout le tractus digestif reste accessible à l'endoscopie. Elle permet une perte de poids rapide avec de très bons résultats chez les patients ayant un IMC<50 et une amélioration des comorbidités avec peu de déficit nutritionnel et de très rares *dumping syndrome*.

Cependant, les complications post-opératoires et surtout la fistule (1 à 5% selon les séries ; 1,25% dans notre étude) sont parfois redoutables. Il s'agit d'une intervention non réversible. Une perte de poids insuffisante ou un regain de poids sont possibles sur le long terme mais les données sont encore à paraître.

Du fait de la quasi-inexistence de *dumping syndrome*, la consommation d'aliments sucrés sous forme liquide ou peu solide est possible pouvant de ce fait freiner la perte de poids (mauvaise indication chez les patients « *sweet-eater* »). Le point qui vient obscurcir le plus le tableau est probablement la survenue d'un reflux gastro-œsophagien invalidant au long terme [31] qui conduira à un certain nombre de réintervention.

Comme il a été répété à de maintes reprises tout au long du texte, les résultats à long terme ne sont pas encore connus. Plusieurs questions restent donc en suspens:

- Faut-il continuer à étendre les indications ou réserver la *sleeve gastrectomy* à une chirurgie en 2 temps pour les patients à haut risque ?

- La technique chirurgicale est-elle encore à perfectionner pour prévenir les complications et la reprise pondérale ? Niveau de section au niveau de l'antre ? Taille idéale de la calibration ?

- La supplémentation vitaminique et en micronutriment doit-elle être systématique ? jusqu'à quel terme ? ou ciblée ?

- Quels sont les mécanismes hormonaux impliqués dans la perte de poids et l'amélioration du diabète ?

REFERENCES BIBLIOGRAPHIQUES

1.   Hedley, A.A., et al., *Prevalence of overweight and obesity among US children, adolescents, and adults, 1999-2002*. JAMA, 2004. **291**(23): p. 2847-50.
2.   Roche, I., *ObEpi Enquête épidémiologique nationale sur le surpoids et l'obésité. 5ème édition 2009*. 2009, www.roche.fr.
3.   Adams, K.F., et al., *Overweight, obesity, and mortality in a large prospective cohort of persons 50 to 71 years old*. N Engl J Med, 2006. **355**(8): p. 763-78.
4.   Freedman, D.M., et al., *Body mass index and all-cause mortality in a nationwide US cohort*. Int J Obes (Lond), 2006. **30**(5): p. 822-9.
5.   Jee, S.H., et al., *Body-mass index and mortality in Korean men and women*. N Engl J Med, 2006. **355**(8): p. 779-87.
6.   Calle, E.E., et al., *Body-mass index and mortality in a prospective cohort of U.S. adults*. N Engl J Med, 1999. **341**(15): p. 1097-105.
7.   Sjostrom, L., et al., *Effects of bariatric surgery on mortality in Swedish obese subjects*. N Engl J Med, 2007. **357**(8): p. 741-52.
8.   Sjostrom, L., *Bariatric surgery and reduction in morbidity and mortality: experiences from the SOS study*. Int J Obes (Lond), 2008. **32 Suppl 7**: p. S93-7.
9.   Karlsson, J., et al., *Ten-year trends in health-related quality of life after surgical and conventional treatment for severe obesity: the SOS intervention study*. Int J Obes (Lond), 2007. **31**(8): p. 1248-61.
10. Sjostrom, L., et al., *Effects of bariatric surgery on cancer incidence in obese patients in Sweden (Swedish Obese Subjects Study): a prospective, controlled intervention trial*. Lancet Oncol, 2009. **10**(7): p. 653-62.
11. Buchwald, H., *The future of bariatric surgery*. Obes Surg, 2005. **15**(5): p. 598-605.
12. Haute.Autorité.de.Santé, *Obésité: prise en charge chirurgicale chez l'adulte*. Janvier 2009.
13. Farrell, T.M., et al., *Clinical application of laparoscopic bariatric surgery: an evidence-based review*. Surg Endosc, 2009. **23**(5): p. 930-49.
14. Chevallier, J.-M., F. Pattou, and Congrès français de chirurgie, *Chirurgie de l'obésité Texte imprimé rapport présenté au 106e Congrès français de chirurgie, Paris, 7-9 octobre 2004*. Monographies de l'Association française de chirurgie. 2004, Rueil-Malmaison: Arnette. XIII-289.
15. Basdevant, A., et al., *A nationwide survey on bariatric surgery in France: two years prospective follow-up*. Obes Surg, 2007. **17**(1): p. 39-44.
16. Adams, T.D., et al., *Long-term mortality after gastric bypass surgery*. N Engl J Med, 2007. **357**(8): p. 753-61.
17. Mognol, P., D. Chosidow, and J.P. Marmuse, *Laparoscopic sleeve gastrectomy as an initial bariatric operation for high-risk patients: initial results in 10 patients*. Obes Surg, 2005. **15**(7): p. 1030-3.
18. Mognol, P. and J.P. Marmuse, *[Sleeve gastrectomy: a new approach to bariatric surgery]*. J Chir (Paris), 2007. **144**(4): p. 293-6.
19. Baltasar, A., et al., *Laparoscopic sleeve gastrectomy: a multi-purpose bariatric operation*. Obes Surg, 2005. **15**(8): p. 1124-8.
20. Deitel, M., R.D. Crosby, and M. Gagner, *The First International Consensus Summit for Sleeve Gastrectomy (SG), New York City, October 25-27, 2007*. Obes Surg, 2008. **18**(5): p. 487-96.
21. Gagner, M., et al., *The Second International Consensus Summit for Sleeve Gastrectomy, March 19-21, 2009*. Surg Obes Relat Dis, 2009. **5**(4): p. 476-85.
22. Haute.Autorité.de.Santé, *Gastrectomie longitudinale (Sleeve gastrectomy) pour obésité*. Février 2008.

23. Hamad, G.G. and D. Bergqvist, *Venous thromboembolism in bariatric surgery patients: an update of risk and prevention.* Surg Obes Relat Dis, 2007. **3**(1): p. 97-102.

24. Société.Française.d'anesthésie.réanimation.(SFAR), *RPC: Prévention de la maladie thromboembolique veineuse périopératoire et obstétricale.* 2008.

25. Haute.Autorité.de.Santé, *Obésité: prise en charge chirurgicale chez l'adulte.* Janvier 2009.

26. Dindo D, D.N., Clavien PA, *Classification of surgical complications. A new proposal with evaluation in a cohort of 6336 patients and results of a survey.* Ann Surg, 2004. **240**: p. 205-13.

27. Marceau, P., et al., *Biliopancreatic diversion with duodenal switch.* World J Surg, 1998. **22**(9): p. 947-54.

28. Reinhold, R.B., *Critical analysis of long term weight loss following gastric bypass.* Surg Gynecol Obstet, 1982. **155**(3): p. 385-94.

29. Chevallier, J.M., et al., *Predictive factors of outcome after gastric banding: a nationwide survey on the role of center activity and patients' behavior.* Ann Surg, 2007. **246**(6): p. 1034-9.

30. Schauer, P.R., et al., *Effect of laparoscopic Roux-en Y gastric bypass on type 2 diabetes mellitus.* Ann Surg, 2003. **238**(4): p. 467-84; discussion 84-5.

31. Himpens, J., J. Dobbeleir, and G. Peeters, *Long-term results of laparoscopic sleeve gastrectomy for obesity.* Ann Surg, 2010. **252**(2): p. 319-24.

32. Menenakos, E., et al., *Laparoscopic sleeve gastrectomy performed with intent to treat morbid obesity: a prospective single-center study of 261 patients with a median follow-up of 1 year.* Obes Surg, 2010. **20**(3): p. 276-82.

33. Nocca, D., et al., *A prospective multicenter study of 163 sleeve gastrectomies: results at 1 and 2 years.* Obes Surg, 2008. **18**(5): p. 560-5.

34. Regan, J.P., et al., *Early experience with two-stage laparoscopic Roux-en-Y gastric bypass as an alternative in the super-super obese patient.* Obes Surg, 2003. **13**(6): p. 861-4.

35. Silecchia, G., et al., *Effectiveness of laparoscopic sleeve gastrectomy (first stage of biliopancreatic diversion with duodenal switch) on co-morbidities in super-obese high-risk patients.* Obes Surg, 2006. **16**(9): p. 1138-44.

36. Cottam, D., et al., *Laparoscopic sleeve gastrectomy as an initial weight-loss procedure for high-risk patients with morbid obesity.* Surg Endosc, 2006. **20**(6): p. 859-63.

37. Roa, P.E., et al., *Laparoscopic sleeve gastrectomy as treatment for morbid obesity: technique and short-term outcome.* Obes Surg, 2006. **16**(10): p. 1323-6.

38. Jacobs, M., et al., *Laparoscopic sleeve gastrectomy: a retrospective review of 1- and 2-year results.* Surg Endosc, 2010. **24**(4): p. 781-5.

39. Fuks, D., et al., *Results of laparoscopic sleeve gastrectomy: a prospective study in 135 patients with morbid obesity.* Surgery, 2009. **145**(1): p. 106-13.

40. Brethauer, S.A., J.P. Hammel, and P.R. Schauer, *Systematic review of sleeve gastrectomy as staging and primary bariatric procedure.* Surg Obes Relat Dis, 2009. **5**(4): p. 469-75.

41. Himpens, J., G. Dapri, and G.B. Cadiere, *A prospective randomized study between laparoscopic gastric banding and laparoscopic isolated sleeve gastrectomy: results after 1 and 3 years.* Obes Surg, 2006. **16**(11): p. 1450-6.

42. Milone, L., V. Strong, and M. Gagner, *Laparoscopic sleeve gastrectomy is superior to endoscopic intragastric balloon as a first stage procedure for super-obese patients (BMI > or =50).* Obes Surg, 2005. **15**(5): p. 612-7.

43. Foletto, M., et al., *Sleeve gastrectomy as revisional procedure for failed gastric banding or gastroplasty.* Surg Obes Relat Dis, 2009.

44. Acholonu, E., et al., *Safety and short-term outcomes of laparoscopic sleeve gastrectomy as a revisional approach for failed laparoscopic adjustable gastric banding in the treatment of morbid obesity.* Obes Surg, 2009. **19**(12): p. 1612-6.

45. Iannelli, A., et al., *Laparoscopic sleeve gastrectomy as revisional procedure for failed gastric banding and vertical banded gastroplasty.* Obes Surg, 2009. **19**(9): p. 1216-20.

46. Dapri, G., G.B. Cadiere, and J. Himpens, *Feasibility and technique of laparoscopic conversion of adjustable gastric banding to sleeve gastrectomy.* Surg Obes Relat Dis, 2009. **5**(1): p. 72-6.

47.   Bernante, P., et al., *Feasibility of laparoscopic sleeve gastrectomy as a revision procedure for prior laparoscopic gastric banding.* Obes Surg, 2006. **16**(10): p. 1327-30.

48.   Chazelet, C., et al., *[Longitudinal sleeve gastrectomy as a stand-alone bariatric procedure: Results of a multicenter retrospective study].* J Chir (Paris), 2009. **146**(4): p. 368-72.

49.   Sanchez-Santos, R., et al., *Short- and mid-term outcomes of sleeve gastrectomy for morbid obesity: the experience of the Spanish National Registry.* Obes Surg, 2009. **19**(9): p. 1203-10.

50.   Bellorin, O., et al., *Understanding the Significance, Reasons and Patterns of Abnormal Vital Signs after Gastric Bypass for Morbid Obesity.* Obes Surg, 2010.

51.   Stroh, C., et al., *Results of sleeve gastrectomy-data from a nationwide survey on bariatric surgery in Germany.* Obes Surg, 2009. **19**(5): p. 632-40.

52.   Menenakos, E., et al., *Laparoscopic Sleeve Gastrectomy Performed with Intent to Treat Morbid Obesity: A Prospective Single-Center Study of 261 Patients with a Median Follow-up of 1 Year.* Obes Surg, 2009.

53.   Tan, J.T., et al., *Diagnosis and management of gastric leaks after laparoscopic sleeve gastrectomy for morbid obesity.* Obes Surg, 2010. **20**(4): p. 403-9.

54.   Basso, N., et al., *Laparoscopic sleeve gastrectomy as first stage or definitive intent in 300 consecutive cases.* Surg Endosc, 2010.

55.   Moy, J., et al., *Laparoscopic sleeve gastrectomy for morbid obesity.* Am J Surg, 2008. **196**(5): p. e56-9.

56.   Dapri, G., G.B. Cadiere, and J. Himpens, *Reinforcing the Staple Line During Laparoscopic Sleeve Gastrectomy: Prospective Randomized Clinical Study Comparing Three Different Techniques.* Obes Surg, 2009.

57.   Serra, C., et al., *Treatment of gastric leaks with coated self-expanding stents after sleeve gastrectomy.* Obes Surg, 2007. **17**(7): p. 866-72.

58.   Silecchia, G., et al., *Two-stage laparoscopic biliopancreatic diversion with duodenal switch as treatment of high-risk super-obese patients: analysis of complications.* Surg Endosc, 2009. **23**(5): p. 1032-7.

59.   *SAGES guideline for clinical application of laparoscopic bariatric surgery.* Surg Obes Relat Dis, 2009. **5**(3): p. 387-405.

60.   Iannelli, A., et al., *Laparoscopic sleeve gastrectomy for morbid obesity.* World J Gastroenterol, 2008. **14**(6): p. 821-7.

61.   Karamanakos, S.N., et al., *Weight loss, appetite suppression, and changes in fasting and postprandial ghrelin and peptide-YY levels after Roux-en-Y gastric bypass and sleeve gastrectomy: a prospective, double blind study.* Ann Surg, 2008. **247**(3): p. 401-7.

62.   Valderas, J.P., et al., *Medical and surgical treatments for obesity have opposite effects on peptide YY and appetite: a prospective study controlled for weight loss.* J Clin Endocrinol Metab, 2010. **95**(3): p. 1069-75.

63.   Parikh, M., et al., *Laparoscopic sleeve gastrectomy: does bougie size affect mean %EWL? Short-term outcomes.* Surg Obes Relat Dis, 2008. **4**(4): p. 528-33.

64.   Weiner, R.A., et al., *Laparoscopic sleeve gastrectomy--influence of sleeve size and resected gastric volume.* Obes Surg, 2007. **17**(10): p. 1297-305.

65.   Sabbagh, C., et al., *Two-Year Results on Morbidity, Weight Loss and Quality of Life of Sleeve Gastrectomy as First Procedure, Sleeve Gastrectomy After Failure of Gastric Banding and Gastric Banding.* Obes Surg, 2009.

66.   Braghetto, I., et al., *Evaluation of the radiological gastric capacity and evolution of the BMI 2-3 years after sleeve gastrectomy.* Obes Surg, 2009. **19**(9): p. 1262-9.

67.   Goitein, D., et al., *Sleeve gastrectomy: radiologic patterns after surgery.* Surg Endosc, 2009. **23**(7): p. 1559-63.

68.   Baltasar, A., et al., *Re-sleeve gastrectomy.* Obes Surg, 2006. **16**(11): p. 1535-8.

69.   Braghetto, I., et al., *Scintigraphic evaluation of gastric emptying in obese patients submitted to sleeve gastrectomy compared to normal subjects.* Obes Surg, 2009. **19**(11): p. 1515-21.

70.   Wong, S.K., et al., *Laparoscopic bariatric surgery: a five-year review.* Hong Kong Med J, 2009. **15**(2): p. 100-9.

71.   Rosenthal, R., et al., *Effect of sleeve gastrectomy on patients with diabetes mellitus.* Surg Obes Relat Dis, 2009. **5**(4): p. 429-34.

72.   Todkar, J.S., et al., *Long-term effects of laparoscopic sleeve gastrectomy in morbidly obese subjects with type 2 diabetes mellitus.* Surg Obes Relat Dis, 2009.

73.   Vidal, J., et al., *Type 2 diabetes mellitus and the metabolic syndrome following sleeve gastrectomy in severely obese subjects.* Obes Surg, 2008. **18**(9): p. 1077-82.

74.   Rizzello, M., et al., *Early postoperative insulin-resistance changes after sleeve gastrectomy.* Obes Surg, 2010. **20**(1): p. 50-5.

75.   Fritscher, L.G., et al., *Bariatric surgery in the treatment of obstructive sleep apnea in morbidly obese patients.* Respiration, 2007. **74**(6): p. 647-52.

76.   Frezza, E.E., C. Wei, and M.S. Wachtel, *Is surgery the next answer to treat obesity-related hypertension?* J Clin Hypertens (Greenwich), 2009. **11**(5): p. 284-8.

77.   Maggard, M.A., et al., *Meta-analysis: surgical treatment of obesity.* Ann Intern Med, 2005. **142**(7): p. 547-59.

78.   Nini, E., et al., *[Evaluation of laparoscopic bariatric surgery using the BAROS score].* Ann Chir, 2002. **127**(2): p. 107-14.

79.   Oria, H.E. and M.K. Moorehead, *Updated Bariatric Analysis and Reporting Outcome System (BAROS).* Surg Obes Relat Dis, 2009. **5**(1): p. 60-6.

80.   Oria, H.E., *The BAROS and the Moorehead-Ardelt quality of life questionnaire.* Obes Surg, 2003. **13**(6): p. 965.

81.   Toh, S.Y., N. Zarshenas, and J. Jorgensen, *Prevalence of nutrient deficiencies in bariatric patients.* Nutrition, 2009. **25**(11-12): p. 1150-6.

82.   Heinberg, L.J., K. Keating, and L. Simonelli, *Discrepancy between ideal and realistic goal weights in three bariatric procedures: who is likely to be unrealistic?* Obes Surg, 2010. **20**(2): p. 148-53.

ANNEXE 1 : IMC ET CORRESPONDANCES

$$IMC = \frac{poids \ (en \ kg)}{taille^2 \ (en \ m)}$$

Classification	
Maigreur	< 18,5
Normal	18,5 - 24,9
Surpoids	25,0 - 29,9
Obésité modérée	30,0 - 34,9
Obésité sévère	35,0 - 39,9
Obésité massive	≥ 40,0

WHO Report of a WHO Consultation on obesity: preventing and managing the global epidemic. WHO, Geneva, 3-5 June 1998

CLASSIFICATION A LAQUELLE ON AJOUTE HABITUELLEMENT

SUPER-OBESITE   ≥ 50

SUPER-SUPER-OBESITE ≥ 60

ANNEXE 2 : PARCOURS PATIENT

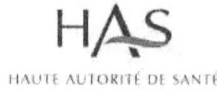

HAS
HAUTE AUTORITÉ DE SANTÉ

Le parcours du patient candidat à la chirurgie de l'obésité

Patient adulte en échec de traitement médical bien conduit pendant 6 à 12 mois

1re consultation par un praticien expérimenté dans la prise en charge chirurgicale de l'obésité

indication de chirurgie — non → Orientation vers une prise en charge non chirurgicale

oui

Prise en charge pluridisciplinaire

Patient informé par écrit et oralement par l'équipe pluridisciplinaire (relais médecin traitant, association de patients, réseaux)

information comprise par le patient — non → Répétition et reformulation des explications

oui

Bilan et prise en charge sur le plan médical et éducatif — Bilan et prise en charge psychologiques et/ou psychiatriques

Décision d'intervention en concertation pluridisciplinaire

chirurgie contre-indiquée — accord pour la chirurgie — report de la chirurgie

oui — oui

Orientation vers une prise en charge non chirurgicale — Compléter l'information et/ou l'évaluation et/ou la prise en charge

Intervention réalisée

Suivi par l'équipe pluridisciplinaire en liaison avec le médecin traitant

Suivi et prise en charge sur le plan médical et éducatif — Suivi et prise en charge psychologiques et/ou psychiatriques — Suivi chirurgical

INFORMATION DU PATIENT

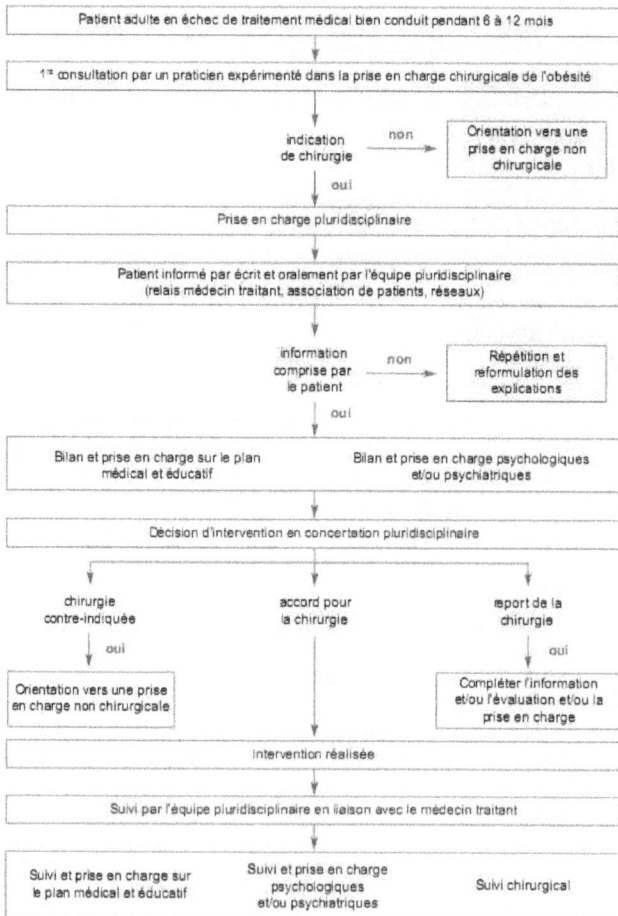

ANNEXE 3 : ANNEAU PERI-GASTRIQUE

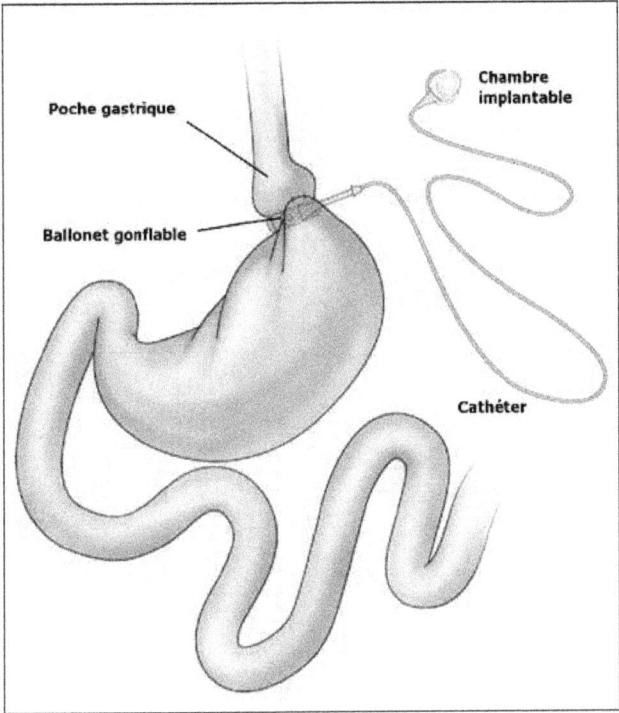

ANNEXE 4 : *BY-PASS* GASTRIQUE

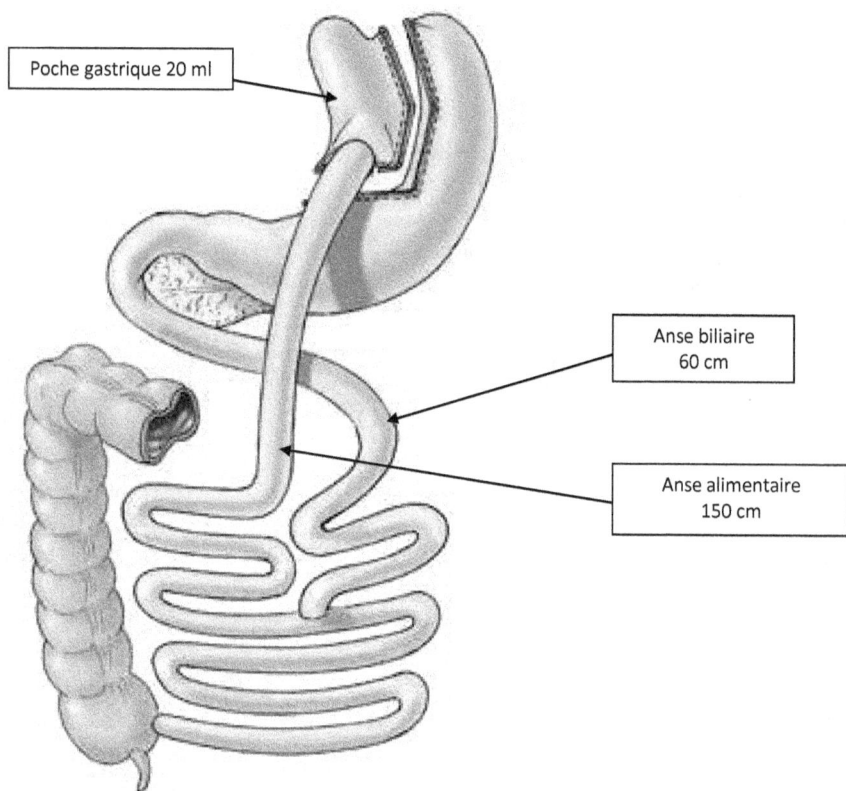

Poche gastrique 20 ml

Anse biliaire
60 cm

Anse alimentaire
150 cm

ANNEXE 5 : *SLEEVE GASTRECTOMY*

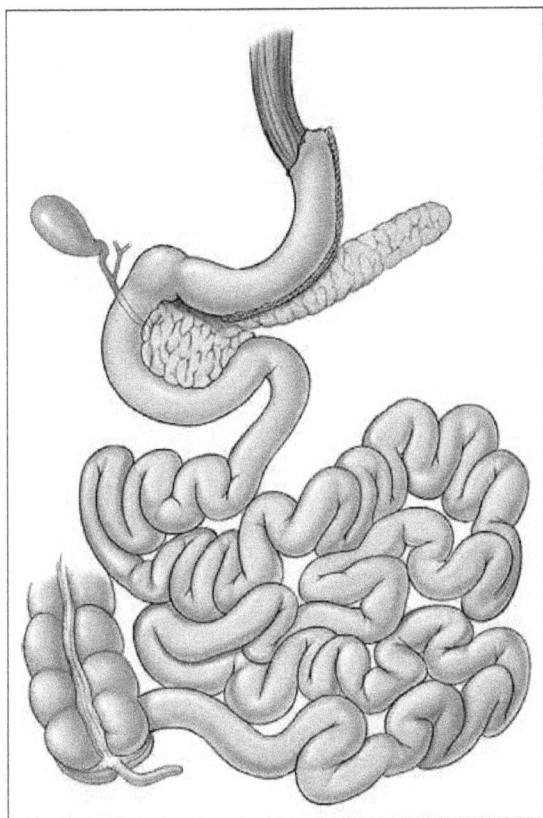

ANNEXE 6 : TECHNIQUE CHIRURGICALE

Schéma provenant du site du *Brussels weight loss center* (Dr Cadière, www.bwlc.be)

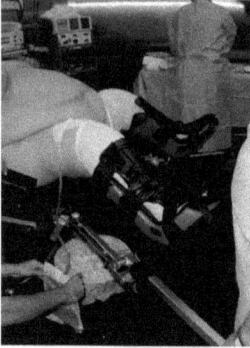

1. POSITION DU PATIENT

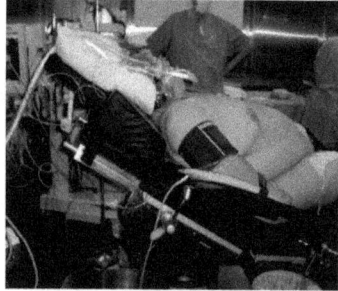

2. POSTION DES TROCARTS

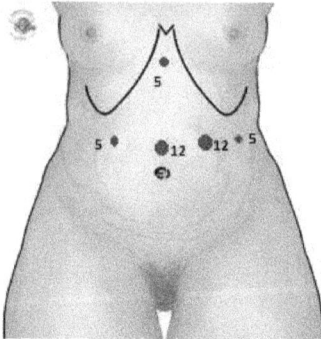

3. LIBERATION DE LA GRANDE COURBURE GASTRIQUE

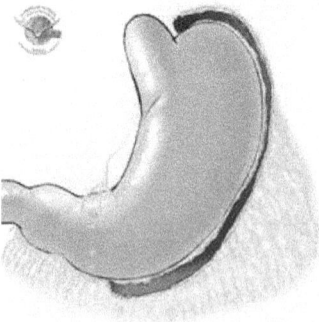

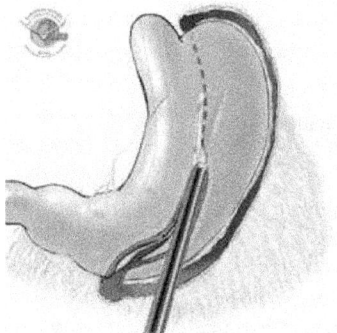

4. AGRAFAGE LE LONG DU TUBE DE CALIBRATION

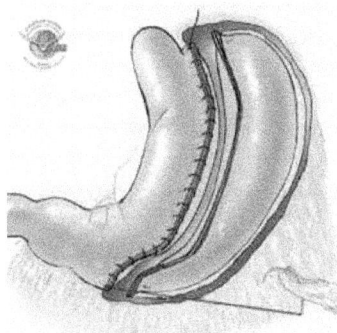

5. SURJET DE RENFORCEMENT

6. EXTRACTION DE LA PIECE OPERATOIRE PAR L'ORIFICE DE TROCART DE 12 MM A GAUCHE

7. DRAINAGE PAR LA MISE EN PLACE D'UNE LAME MULTITUBULEE EXTERIORISEE PAR L'ORIFICE DE TROCART DE 12 MM A GAUCHE

ANNEXE 7 : DEMOGRAPHIE ET COMORBIDITES

Tableau 1

INDICATIONS		
IMC > 60kg /m²	16	(20%)
IMC entre 50 et 60kg /m²	26	(32,5%)
IMC < 50kg /m² + Comorbidités	13	(16,25%)
Refus d'un *bypass* gastrique	15	(18,75%)
Contre-indications au *bypass* gastrique	2	(2,5%)
Choix per-opératoire	8	(10%)

Tableau 2

Démographie			Comorbidités	N	%
Patients	N	80	Diabète type II	30	37,5%
Age	Moyenne	45,01	• Insulino-requérant	10	12,5%
	Intervalle	19-67	• Non insulino-requérant	20	25%
Homme/Femme		44/36	HTA	49	61,25%
Poids	Moyenne	149,45	SAS	40	50%
	Intervalle	100-235			
IMC	Moyenne	51,7	ASA 1	1	1,25%
	Intervalle	35-72	ASA 2	25	31,25%
			ASA 3	54	67,5%
Excès de poids	Moyenne	78,78			
	Intervalle	34-155			

ANNEXE 8 : FORMULE DE LORENTZ

ET PERTE D'EXCES DE POIDS

- Poids Idéal (en kg) = Taille(en cm) − 100 − $\dfrac{\text{taille (en cm)} - 150}{X}$

X = pondérateur sexe ; Homme = 4, Femme = 2,5

- Excès de poids initial (en kg) = Poids initial − Poids idéal

- %PEP = $\dfrac{\text{Perte de poids}}{\text{Excè de poids initial}}$ x 100

ANNEXE 9: EVOLUTION DE LA DUREE OPERATOIRE

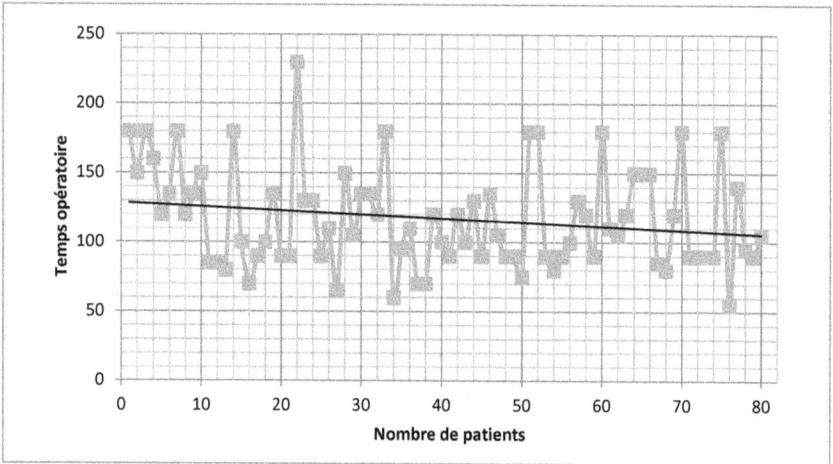

ANNEXE 10 : CLASSIFICATION DES COMPLICATIONS CHIRURGICALES (< 30 JOURS) ET TAUX DE COMPLICATIONS

TABLE 1. Classification of Surgical Complications

Grade	Definition
Grade I	Any deviation from the normal postoperative course without the need for pharmacological treatment or surgical, endoscopic, and radiological interventions
	Allowed therapeutic regimens are: drugs as antiemetics, antipyretics, analgetics, diuretics, electrolytes, and physiotherapy. This grade also includes wound infections opened at the bedside
Grade II	Requiring pharmacological treatment with drugs other than such allowed for grade I complications
	Blood transfusions and total parenteral nutrition are also included
Grade III	Requiring surgical, endoscopic or radiological intervention
Grade IIIa	Intervention not under general anesthesia
Grade IIIb	Intervention under general anesthesia
Grade IV	Life-threatening complication (including CNS complications)* requiring IC/ICU management
Grade IVa	Single organ dysfunction (including dialysis)
Grade IVb	Multiorgan dysfunction
Grade V	Death of a patient
Suffix "d"	If the patient suffers from a complication at the time of discharge (see examples in Table 2), the suffix "d" (for "disability") is added to the respective grade of complication. This label indicates the need for a follow-up to fully evaluate the complication.

*Brain hemorrhage, ischemic stroke, subarrachnoidal bleeding, but excluding transient ischemic attacks.
CNS, central nervous system; IC, intermediate care; ICU, intensive care unit.

Dindo D, D.N., Clavien PA, *Classification of surgical complications. A new proposal with evaluation in a cohort of 6336 patients and results of a survey.* Ann Surg, 2004. **240**: p. 205-13.

Complications	Patients, n (%)
Grade I	3 (3,75%)
Grade II	2 (2,5%)
Grade III	3 (3,75%)
Grade IV	2 (2,5%)
Fistule	1 (1,25%)
Hémorragies	3 (3,75%)
Réopérations	3 (3,75%)

ANNEXE 11

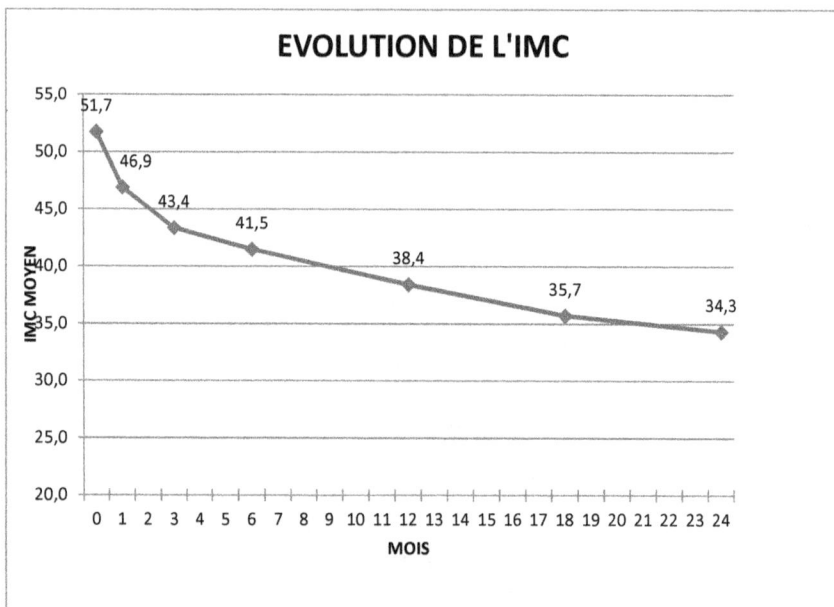

EVOLUTION DE L'IMC

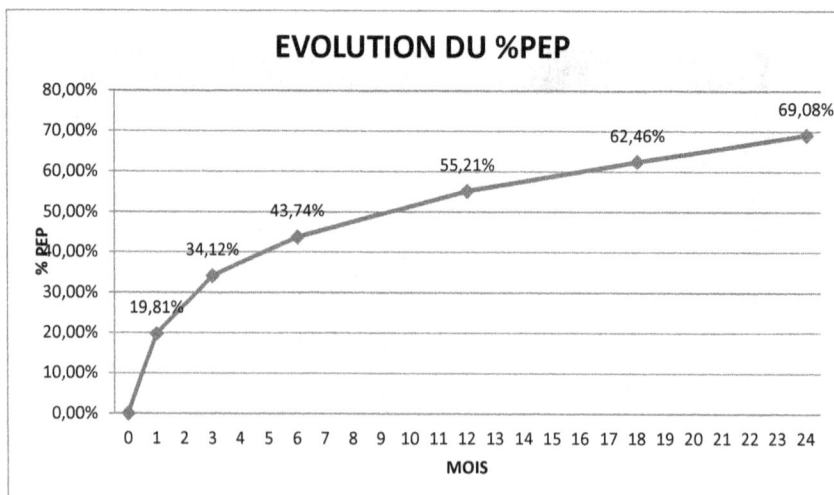

EVOLUTION DU %PEP

ANNEXE 12 : EVOLUTION DES COMORBIDITES

DIABETE

DNID		D Insulino-Requérant	
Préop	20	**Préop**	10
A 6 mois (n=15)		**A 6 mois (n=10)**	
Mieux équilibré	3 (20%)	Equilibré et diminution besoin en insuline	6 (60%)
Arrêt ADO	11 (73%)	Arrêt insuline	3 (30%)
Rien changé	1 (6,7%)	Rien changé	1 (10%)
A 1 an (n=11)		**A 1 an (n=6)**	
Mieux équilibré	3 (27,3%)	Equilibré et diminution besoin en insuline	3 (50%)
Arrêt ADO	8 (72,7%)	Arrêt insuline	2 (33,3%)
		Rien changé	1 (13,3%)

HTA[1]

Préop	61,25%
A 3 mois	48,75%
A 1 an	26,41%

SAS[2]

Préop	51,25%
A 3 mois	31,94%
A 1 an	16,98%

---

[1] Pourcentage de patients nécessitant un traitement spécifique à une date donnée lors du suivi.
[2] Pourcentage de patients nécessitant un traitement spécifique à une date donnée lors du suivi.

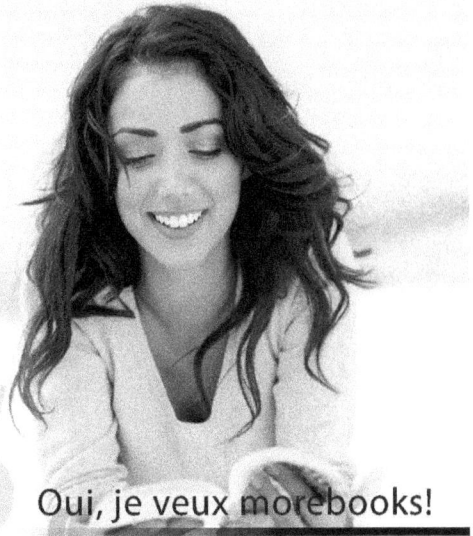

www.ingramcontent.com/pod-product-compliance
Lightning Source LLC
Chambersburg PA
CBHW020315220326
41598CB00017BA/1558